VADIM TSCHENZE

VADIM TSCHENZES RUSSISCHES HEILLEXIKON

SILBERSCHNUR VERLAG

Wichtiger Hinweis

Obwohl viele Rezepturen auf den ersten Blick sehr unkompliziert erscheinen, ist es doch die genaue Zusammenstellung, die den Heilungserfolg ausmacht; daher darf nichts weggelassen oder abgeändert werden. Deshalb möchte ich Ihnen sehr ans Herz legen, meine Anweisungen genauestens zu befolgen. Weiterhin möchte ich Sie darum bitten, bei Krankheit oder Beschwerden ungewisser Herkunft jegliche Selbstmedikation zu unterlassen und unbedingt einen Arzt aufzusuchen, damit dieser eine Diagnose stellen kann!

Alle Angaben wurden nach bestem Wissen und Gewissen und nach aktueller Fachkenntnis zusammengestellt. Verlag und Autor können keine Haftung übernehmen.

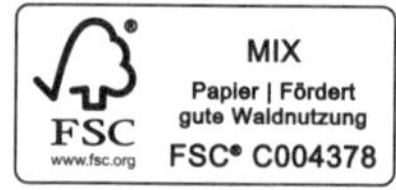

ISBN: 978-3-89845-323-3

1. Auflage 2011 3. Auflage 2014 5. Auflage 2024
2. Auflage 2011 4. Auflage 2018

Umschlaggestaltung & Satz: XPresentation, Güllesheim, unter Verwendung verschiedener Motive aus: www.fotolia.com & www.istockphoto.com
Druck: PB Tisk, a.s. Czech Republic

Verlag »Die Silberschnur« GmbH · Steinstr. 1 · 56593 Güllesheim
www.silberschnur.de · E-Mail: info@silberschnur.de

INHALT

Vadim Tschenze

Vadim Tschenzes russisches Heillexikon

Danksagung

Ich bedanke mich bei all meinen Zuschauern, die mich bei meiner Arbeit motiviert haben. Mein besonderes Dankeschön geht an meine Familie und Freunde sowie an Dr. Martina Thaben für die Zusammenarbeit und dafür, dass sie Struktur in meine Arbeit gebracht hat.

VORWORT

In diesem Buch finden Sie das gesammelte Wissen unserer Urahnen, welches mir schon von klein auf beigebracht wurde. So sind viele Tipps durch meine bereits verstorbene Großmutter Baba Walja überliefert, die als Heil- bzw. Kräuterfrau tätig war und vielen Menschen bei ihren Leiden helfen konnte. Ich freue mich sehr, Ihnen dieses alte Wissen, das nicht nur bei mir, sondern auch bei anderen Menschen große und kleine Wunder bewirkt hat, als ihr Nachfolger weitergeben zu können.

Ich wende in meiner Arbeit als spiritueller Therapeut und Geistheiler bereits seit vielen Jahren altes Wissen aus dem Schatz des russischen Schamanismus und der russischen weißen Magie an zur Genesung meiner Patienten, und ich freue mich, Ihnen all dies nun auch als Buch vorlegen zu können, in dem Sie immer wieder nachschlagen können, wenn der Schuh irgendwo drückt ... Man kann sein eigenes Leben und Karma beeinflussen und ein glückliches Leben führen, wenn man weiß, wie man Negatives verarbeitet, bis nichts mehr stört. Dann wird man seine eigenen Wege finden, die einen zu Lebendigkeit, Stärke, Erfolg und Gesundheit führen!

Wer meine Sendungen kennt, weiß, worum es in diesem Buch geht: gesund leben, vital und fit bleiben! Amerikanische Wissenschaftler sind der Meinung, dass der Mensch bei richtiger Lebensweise 100 Jahre alt werden kann. Wer dies erreichen und vielen Krankheiten vorbeugen will, der muss allerdings mehr als nur den Körper gesund erhalten. Nur wenn man weiß, wie man auch seinen Geist gesund hält, Frieden in sein Leben bringt und sich auch Zeit für sich selbst nimmt, wird man glücklicher und energiegeladener sein. – Das schaffen jetzt auch Sie mit der umfangreichen Auswahl an wertvollen Tipps in diesem Buch.

Die unerschöpflichen Erkenntnisse aus mehreren Tausend Jahren in einem einzigen Buch detailliert zu beschreiben, ist selbstverständlich nicht möglich, doch ich hoffe, Ihnen eine ansprechende Auswahl zusammengestellt zu haben, die Sie in Ihrem Alltag unterstützt, Ihnen viele Gesundheitstipps oder auch Rat bei Liebesproblemen bietet.

Mit diesem Buch können Sie eine wunderbare spirituelle Entwicklung durchlaufen, denn die Themen gehen oftmals ineinander über - wie das Leben selbst: Alles ist miteinander verbunden!

Viel Erfolg auf Ihrem Weg wünscht
Vadim Tschenze

ABERGLAUBE

- Nach Sonnenuntergang sollten Sie nie ein neues Brot anschneiden, denn dies verursacht Unstimmigkeiten und Wut.
- Verstreuen Sie versehentlich Salz, bringt das auch Unglück. Ebenso sollte man das Salzbehältnis nicht von einem zum anderen weiterreichen, sondern es so auf den Tisch stellen, dass der Nächste es selbst in die Hand nehmen kann.
- Zeigen Sie Menschen, die Sie nicht kennen, niemals viel Geld, denn so fließen die Gelder von Ihnen weg.
- Wenn Sie Gäste hatten, sollten Sie die Tischdecke auf der Straße von den Krümeln befreien; dann kommen die Gäste wieder.
- Wenn Sie jemanden beim Umzug sehen, der seine Sachen in ein Auto einlädt, können Sie ihm auf jeden Fall helfen; dies bringt Ihnen Glück. Jemandem zu helfen, der Dinge aus dem Auto auslädt, bringt jedoch Unglück.

ABNEHMEN

Umstellung der Essgewohnheiten: Übergewicht - leicht messbar mit dem Body-Mass-Index/BMI - ist weit verbreitet und ein gesundheitlicher Risikofaktor. Es führt zu erhöhten Blutfetten, erhöhten Zucker- und Harnsäurewerten, Bluthochdruck, Beschwerden des Bewegungsapparates und hindert Sie einfach daran, sich wohlzufühlen. Bei Normalgewichtigen ist das Risiko der Entstehung dieser Zivilisationskrankheiten beinahe ausgeschlossen.

Um zum Idealgewicht zu gelangen, ist eine Umstellung der Essgewohnheiten bestens geeignet - und zwar in jedem Alter! Diese Methode hat nichts mit einer Diät zu tun, die meist nur kurzfristig hilft. Die Umstellung der Essgewohnheiten geht vielmehr an die Basis, sie verändert und verbessert Ihren Stoffwechsel, er wird dauerhaft normalisiert. Bei Hunger und Nulldiät wird sehr viel mehr Muskulatur als Fett abgebaut, und sie führt zum sogenannten »Jo-Jo-Effekt«. Bei der Ernährungsumstellung hingegen werden Ihre Fettzellen dauerhaft schmelzen. Mit dieser Methode habe ich schon 22 Kilo abgenommen - entspannt, gesund und dauerhaft. Unsere Ernährung sollte sich nach den Regeln der Mittelmeer-Ernährung richten, das heißt, Sie essen alle pflanzlichen Produkte wie Obst, Gemüse, Kartoffeln, jedoch wenig fetten Käse und Fleisch.

Es ist möglich, in nur **vier Wochen fünf bis zwölf Kilo** abzunehmen, ohne zu hungern. Mit ausschlaggebend für diesen Erfolg sind hier allerdings Ihr Körpergewicht, Ihre Verbrennung und Ihre Lebensgewohnheiten. Bei der Umstellung muss man nicht auf alles verzichten, sondern darf auch Öl und Fleisch essen.

Vorschlag für die erste Woche: An drei (nicht aufeinanderfolgenden) Tagen:

- morgens eine Scheibe Schwarzbrot mit einer Scheibe Käse, etwas Butter, Kaffee oder Tee;
- mittags 110 g gebratenes Rindfleisch (alternativ Soja) oder gekochtes Schweinefleisch ohne Fett, 130 g Salat oder gekochtes Gemüse, dazu circa 250 ml zuckerfreien Saft aus 100 Prozent Frucht;

- abends eine Scheibe Schwarzbrot, 1/2 Fischkonserve, 100 g Salat (idealerweise aus Sauerkraut oder frischem Weißkohl) oder alternativ eine Portion Kartoffel-, Nudel- oder Früchtesalat (ca. 200 g).

An drei anderen (nicht aufeinanderfolgenden) Tagen:

- morgens ein Stück Brot ohne Butter, aber mit einer Scheibe Wurst, Kaffee oder Tee;
- mittags 130 g Meeresfisch gekocht, gebraten oder gedämpft, 130 g Nudeln oder Salat, dazu 250 ml zuckerfreien Saft aus 100 Prozent Frucht;
- abends zwei Stück Brot zu einer kalten Platte mit 100 g Wurstaufschnitt oder ein Stück Brot mit 100 g Fleischsalat, alternativ 200 g Joghurt mit Früchten.

Der Sonntag sollte dann Entgiftungstag sein!

- Auf morgens, mittags und abends, aber mindestens auf drei bis fünf Mahlzeiten verteilen Sie 200 g Schwarzbrot, einen ½ Liter Kefir oder Buttermilch sowie ein bis zwei Teelöffel Honig. Alternativ möglich sind auch 200 g Quark, ½ Liter Buttermilch, zwei Äpfel und etwas Honig sowie zwei Walnüsse und 200 g Joghurt. Es bleibt Ihnen überlassen, ob Sie alle Zutaten einzeln essen oder vermischen.

Appetitzügler: Bei Einnahme von dreimal täglich einem Teelöffel **Sanddornöl** werden Sie innerhalb von vier Wochen ein paar Kilo verlieren, denn dieses Öl gleicht viele Vorgänge im Körper aus, bringt ihn wieder in seine Mitte und dämpft zudem das Verlangen, ständig etwas essen zu wollen. Ebenso regt es den Stoffwechsel an.

Russische Teemischung zum Abnehmen: Die Russen wussten immer schon, wie man richtig und gesund abnehmen kann, und ich möchte an dieser Stelle ein Rezept hierzu vorstellen. Man nimmt zweimal täglich die nachfolgende Kräutermischung und übergießt sie mit 200 ml kochendem Wasser. Dann fünf bis maximal zehn Minuten ziehen lassen, fertig!

- 800 mg Senna: fördert die Verdauung, wirkt abführend
- 400 mg Maiskolbenhaare: wirken harntreibend und geben ein Sättigungsgefühl, Kohlenhydratstoffwechsel anregend
- 400 mg Kirschstiele: entgiftend, harntreibend, wirken abschwellend
- 200 mg Grüner Tee: Stoffwechsel fördernd, harntreibend, führt Toxine ab und wirkt gegen freie Radikale
- 100 mg Gerzinija: gegen Hungergefühl
- 50 mg Pfefferminze: antiseptisch und Fettstoffwechsel fördernd

Zitronenwasserkur: Diese Kur bietet sich als weitere Alternative an. Man mischt hier drei Liter Wasser mit dem Saft von drei Zitronen. Dieses Zitronenwasser trinkt man anstelle anderer Getränke über zehn Tage. Alternativ kann auch Wasser mit Honig oder milder Abführtee mit etwas Ahornsirup verwendet werden. Diese Mittel entgiften schnell und ermöglichen eine Gewichtsreduktion von bis zu fünf Kilo.

Shiitakepilze: Auch frische Shiitakepilze, kurmäßig zu sich genommen, eignen sich zum Abnehmen.

Radikalkur: Diese Kur hat wenig mit einer gesunden, vitaminreichen Ernährung zu tun, dient aber dafür der Reinigung des Körpers von belastenden Umweltgiften.

Bei folgender Methode kann man bis zu neun Kilo in neun Tagen abnehmen: Man isst die ersten drei Tage gekochten Reis, die nächsten drei Tage gekochtes Hühnerfleisch, die restlichen drei Tage Äpfel - wie viel spielt keine Rolle!

ABWEHR

Ein stabiles Immunsystem ist enorm wichtig. Um das zu erhalten oder zu erlangen, muss rechtzeitig vorgesorgt bzw. eingegriffen werden. In meinem Heimatland sind seit Tausenden von Jahren folgende Mittel bekannt:

Löwenzahngelee: Zuckersirup (ein Liter Wasser mit 1 kg Zucker) abkochen, 1 kg Löwenzahnblüten beifügen, eine Stunde lang kochen lassen. Anschließend alles durch ein Sieb oder Tuch gießen und diese Flüssigkeit bis zur gewünschten Geleekonsistenz einkochen.

Karottengelee: Zuckersirup (ein Liter Wasser mit 1 kg Zucker) abkochen, 1 kg zerkleinerte Karotten beifügen und eine Stunde lang kochen lassen - dann pürieren.

Tomatengelee: Hier gilt das gleiche Prinzip wie bei der Zubereitung des Karottengelees.

Olivenblättertee: Verbessert die Vitalität und das Wohlbefinden - ähnliche Wirkung wie Knoblauch.

Ginkgo-biloba-Tee: Eine Prise Tee mit gekochtem Wasser übergießen und nach zehn Minuten trinken - tägliche Einnahme empfehlenswert.

Weißkohl- oder Sauerkrautsaft: tägliche Einnahme empfehlenswert

Wassermelonen: Über Monate in Salzsirup eingelegt, stärken sie das Immunsystem und geben Kraft. Ganze Wassermelonen abwaschen und in ein Holzfass einlegen; Salzwasserverhältnis: ein Liter auf zwei Esslöffel Salz. Dazu kommen 30 ml fünfprozentiger Weinessig. Wasser aufkochen, Salz darin auflösen, Weinessig zugeben. Mit diesem heißen Wasser die Melonen übergießen, bis sie ganz vom Wasser bedeckt sind. Das

Fass nun mit einem Deckel oder besser einem Tuch (Geschirrtuch aus Baumwolle) umschließen. Bereits nach drei Wochen sind die Wassermelonen fertig und können verzehrt werden.

AHNENINFOS

Wie komme ich an Informationen von meinen Ahnen? Aus dem Wasser. Dazu geht man zu einem Fluss oder Bach, stellt die Füße in das Wasser und versucht abzuschalten, indem man sich auf die Berührung des Wassers konzentriert. Dann fragt man die Ahnen um Rat. Man bekommt dabei meist sehr viele Informationen und erfährt verborgene Geheimnisse.

ALLERGIEN

Die Reaktion des Organismus auf Allergene tierischer, pflanzlicher oder chemischer Herkunft wie auch auf Licht, Kälte oder Sonne nennt man Allergie. Bei Allergien ist besonders auf eine gesunde Ernährung zu achten. Pflanzliche Nahrungsmittel bilden den Schwerpunkt, Getreide und Kartoffeln die Grundlage, tierische Lebensmittel dagegen spielen eine untergeordnete Rolle.

Brennnessel ist seit jeher die beste Medizin gegen Allergien. 200 ml Wasser zum Kochen bringen und damit einen Esslöffel zerkleinerter Blätter und Blüten übergießen, 50 ml Selleriesaft zugeben und diese Mischung nochmals kurz aufkochen; abseihen und 20 Minuten abkühlen lassen. Diese Flüssigkeit wird vier Mal täglich vor dem Essen, jeweils ½ Tasse, schluckweise eingenommen. Dieses Mittel reinigt zudem die Blutgefäße, entschlackt den Körper und bringt neue Energie. Achtung: kühl lagern, da sich Pilze und Sporen schnell vermehren können.

Sauerampfer ist eine andere Alternative. Zehn Sauerampferblätter mit 300 ml Wasser kurz aufkochen. Danach den Topf mit der Brühe eine

Stunde lang zur Seite stellen. Von dieser Flüssigkeit nimmt man vier Mal täglich schluckweise jeweils ½ Tasse zu sich, günstigstenfalls 15 Minuten vor dem Essen. Achtung: kühl lagern, da sich Pilze und Sporen schnell vermehren können.

Schwarzkümmelöl ist eine andere Möglichkeit; als pures Öl oder in Kapselform eingenommen, wirkt es sehr gut bei Allergien. Weil viele verschiedene Firmen diese Kapseln herstellen, kann der Schwarzkümmelölgehalt pro Kapsel variieren; fragen Sie Ihren Apotheker oder Heilpraktiker nach einem guten Präparat.

Der Reishipilz hilft gegen Allergien und bei Immunschwäche.

Ingwersuppe hilft ebenfalls, das Immunsystem zu stabilisieren. Sie besteht aus einem Liter Wasser, 25 g Ingwer, einer Karotte und einer großen Kartoffel. Das klein geschnittene Gemüse kochen, bis die Kartoffel weich ist (bis zu 30 Minuten). Die Suppe anschließend auf drei Gefäße verteilen, und je ein Drittel täglich schluckweise einnehmen. Den besten Erfolg verspricht hier eine 30-tägige Kur. Ingwer reinigt die Organe sowie das Blut und gibt dem Körper neue Kraft.

Warmes Wasser sollte jeden Tag reichlich getrunken werden. Es harmonisiert den Körper und entschlackt das Gewebe.

ALTER UND ALTERSSCHWÄCHE

Jeder Mensch kann es möglich machen, auch im hohen Alter noch fit und gesund zu sein, zum Beispiel mit **Weintrauben- oder Heuwasserwaschungen.** Hierfür wird ½ Kilo Weintrauben oder frisches Heu eine Stunde lang in fünf Litern Wasser gekocht. Anschließend wartet man, bis es lauwarm ist und wäscht dann den Körper des Kranken damit ab. Zum Abschluss massiert man ihn mit Olivenöl. Diesen Vorgang einige Tage lang wiederholen.

ÄTHERISCHE ÖLE

Unser stärkster Sinn ist der Geruchssinn. In unserer Nase, genauer gesagt in der Riechschleimhaut, befinden sich Millionen von Riechnerven, die direkt zum Gehirn führen. Dort entstehen die Reize, die emotionale und körperliche Reaktionen auslösen; Düfte sind demnach ein Leitfaden zu unserem Unbewussten.

Düfte werden vom Gehirn auch als Signale erkannt - Gerüche können vor giftigen Substanzen und weiteren Gefahren warnen. Schöne Düfte dagegen erregen und heilen Seele und Körper, wie schon unsere Vorfahren wussten. Mit den heilenden Eigenschaften von Steinen, Kristallen, ätherischen Ölen und Kräutern beschäftige ich mich seit langem. Dabei ist mir leider auch aufgefallen, dass die natürlichen Heilmittel, die wir gerne verwenden, meist nicht so rein sind, wie sie sein müssten. Deshalb rate ich Ihnen, beim Kauf von Ölen unbedingt auf eine gute Qualität zu achten und Billigangebote zu meiden. Einige Öle sind sehr kostbar sowie aufwändig in der Herstellung und daher eben auch teuer.

Viele ätherische Öle eignen sich bestens für eine Aromatherapie in der Duftlampe, als Zusatz in Massageölen und Badewasser und zur Kosmetikherstellung.

Ätherische Öle sind pure Pflanzenkonzentrate, die meist nicht verdünnt sind. Verwenden Sie aber nie 100-prozentige Essenzen! Benutzen Sie stattdessen ein hautfreundliches Öl zur Verdünnung. Bei versehentlichem Kontakt mit Augen und Schleimhäuten sind diese sofort mit viel kaltem Wasser auszuspülen! Bewahren Sie Öle immer kühl und lichtgeschützt auf und natürlich so, dass Kinder nicht in deren Nähe kommen können.

DUFT UND WIRKUNG

Angelikawurzel: Sie weckt romantische Gefühle, wirkt mystisch und ist ein Stärkungsmittel für die Verdauung.

Basilikumduft: Dieser ist frisch und pfeffrig. Er wirkt anregend, ist gut gegen Müdigkeit.

Beifuß: Der klare Duft dieser Gewürzpflanze wirkt erfrischend und eignet sich besonders für ein Fußbad.

Edeltanne: Der holzig-klare Duft ist anregend, erfrischend, harmonisierend.

Eukalyptus: Sein klarer Duft wirkt stimulierend, stärkt das Immunsystem und hilft bei Problemen mit den Atemwegen und bei Erkältungen.

Fichtennadel: Der holzig-kräftige Duft fördert die Lebenslust und wirkt gegen Erkältungen.

Jasmin: Er duftet intensiv, blumig, kräftig, süß, fördert die Hoffnung und wirkt magisch.

Kokosnuss: Der feine Duft dieser Steinfrucht verleiht eine magische Anziehungskraft.

Lavendel: Der frische, süße Duft ist Schlaf fördernd und wirkt gegen Erkältungen.

Mangoduft: Frischer und gleichzeitig süßer Mangoduft gibt Schutz und wird auch für magische Rituale verwendet.

Minze: Die kühlend klare Minze ist konzentrationsfördernd und hellt das Denken auf.

Moschus: Er riecht intensiv und kräftig. Für Liebeszauber ist er die erste Wahl - wirkt erotisierend!

Orange: Der frische, feine, sehr süße Duft stimuliert und harmonisiert.

Opium: Es riecht intensiv und kräftig, eignet sich zum Hellsehen und wirkt stimulierend.

Patschuliduft: Dieser Duft ist fein, süß und schwer; er wirkt erotisierend sowie antidepressiv.

Rosenöl: Weich, blumig und sehr fein ist der Duft dieses Öls und wertvoll für jeden, der magisch arbeitet.

Teebaum: Frischer, blumiger, würziger Teebaumduft steigert die Abwehrkräfte, wirkt gegen Pilze und Viren.

Wacholder: Er ist aromatisch, warm und mystisch. Er wirkt gegen Erkrankungen der Atemwege.

Ylang-Ylang: Er ist kräftig, verstärkt die Ausstrahlung, wirkt erotisierend und antidepressiv.

Veilchen: Frisch und süß duftet das Veilchen, welches die Gesundheit fördert.

Zedernholz: Der holzige, warme und süße Duft von Zedernholz hilft gegen Stress und wirkt sehr beruhigend, auch gut gegen Insekten.

Zimtduft: Er ist frisch und fein, öffnet die Sinne und befreit den Geist.

Zitrone: Der frische Duft der Zitrone wirkt belebend, stärkt die Seele und hilft auch gegen Erkältungen. Geistiges Arbeiten wird erleichtert.

Hinweis: Verwenden Sie ausschließlich naturreine Öle, denn Pflanzen haben eine Seele; ihnen wohnt eine Essenz inne, die eine individuelle Kraft besitzt und mit der man kommunizieren kann. Dies trifft aber eben nur auf von der Natur geschaffene Stoffe zu. Künstlichen Duftstoffen und Imitationen fehlen die lebendige Kraft der Pflanze und die Vielfalt ihrer Wirkstoffe.

ALKOHOLISMUS

- Alkoholismus ist eine Sucht, die viele Menschen betrifft. Um bei diesen eine Abneigung gegen Alkohol zu entwickeln, nimmt man 30 g getrockneten und zerkleinerten **Thymian** oder **Bohnenkraut**, gibt dies in ½ Liter kochendes Wasser und lässt die Mischung 25 Minuten lang ziehen. Anschließend kühl lagern und sieben Mal täglich einen Esslöffel davon einnehmen.
- Unsere Vorfahren haben bemerkt, dass auch mit einem **Amethyst angereichtertes Wasser** (dazu den Stein einfach in das Wasser legen) gegen Alkoholismus hilft.
- Auch mit **Gedanken** kann man einen Alkoholiker entwöhnen. Dazu nimmt man eine Flasche Wein oder Bier, je nachdem, was derjenige trinkt, und schaut sich die Flüssigkeit in der Flasche an. Man denkt sozusagen in das Getränk:

  *»Wenn es getrunken wird, wird demjenigen übel.«**

* *Mit dem gleichen Vorgang kann man übrigens auch Schmerzen beseitigen: Man betrachtet die Schmerzstelle und verbrennt dabei geistig den Schmerz. Genauso kann man den Schmerz mit den Augen binden und ihn gedanklich zum Verbrennen in eine brennende Kerze ziehen.*

➢ Möchten Sie einem Alkoholiker helfen, der sich die Abgewöhnung wünscht, aber selbst nicht genügend Kraft und Willensstärke aufbringt, sprechen Sie laut **ein Gebet** für ihn. Dieser Vorgang wirkt energetisch und bewirkt zudem den energetischen Ausgleich der körpereigenen Kräfte, die dem Betroffenen helfen, wieder zu sich zu finden. Nehmen Sie eine Flasche mit Alkohol, die der Hilfe Suchende bereitgestellt hat, halten Sie diese mit beiden Händen, konzentrieren Sie sich auf die Flüssigkeit und lesen Sie folgenden Satz laut und deutlich vor:

»Ich, Gottes Tochter/Gottes Sohn (Ihr Name) bespreche hiermit meine(n) Freund/Mann/Freundin/Frau (Name des/der Betroffenen). Mit Gottes Kraft wird es mir gelingen, dem/der (Name des/der Betroffenen) zu helfen. Flüssigkeit in der Flasche, brenne und rumore im Magen, bring Übelkeit und komm zurück. Lass (Name des/der Betroffenen) die Sucht besiegen, lass ihn/sie neue Wege finden. Jeder Tropfen bringe Heilung. Jeder Tropfen bringe Vernunft.
Amen, Amen, Amen.«

Visualisieren Sie dabei das Gesagte, damit es auch richtig wirken kann, und wiederholen Sie den Vorgang mehrmals.

Kater: Zu viel Alkohol ist selbstverständlich schädlich, doch ein wenig davon kann der Gesundheit dienlich sein und schärft Sinne und Spiritualität.
Falls es dennoch passiert sein sollte, dass Sie einmal zu viel Alkohol getrunken haben, werden Sie am nächsten Tag wahrscheinlich mit Kopfschmerzen und anderen unangenehmen Symptomen daran erinnert. Hier empfiehlt es sich, sogleich eine Gemüsebrühe zu trinken, viel Wasser oder Tomatensaft zu sich zu nehmen und Salzstangen zu essen.
Wissen Sie im Voraus, dass Sie zum Beispiel bei einer Party etwas mehr trinken werden als gewöhnlich, nehmen Sie vorher zwei Esslöffel Traubenzucker sowie ein Aspirin zu sich; diese Methode reduziert oder erspart den Kopfschmerz am nächsten Tag.

ALRAUNE

(Mandragora officinarum)

Die bekannteste, in unseren Hochwaldgebieten noch heimische Zauberpflanze ist die Alraune, und sie wird in einigen Ländern sogar »Meister des Lebensatems« genannt. Am meisten verbreitet ist sie in den östlichen Regionen des Mittelmeerraums, in Nordafrika und in Mittelasien bis zum Orient.

Die Alraune ist mehrjährig; ihre Wurzel wird bis zu einem Meter lang und nimmt dabei verschiedene Formen an, die dem menschlichen Körper ähneln. Gerne wird sie als Talisman verwendet, oftmals auch im Liebes- oder Geldzauber eingesetzt. Als Glücksbringer ist sie also sehr zu empfehlen. Man bewahrt hierfür ihre Wurzel im Haus auf; das soll negative Energien fernhalten. Zum allgemeinen Schutz wird die Alraune in der Handtasche getragen. Auch als Mittel bei Depressionen und Ängsten sowie Schlafstörungen ist die Pflanze bekannt.

Wichtig:

Es muss dringend vor der Einnahme jeglicher Pflanzenteile gewarnt werden, da die Alraune sehr giftig ist (auch der Saft)!

ALTAR

Wer sich zu Hause einen Altar errichtet, wird von höheren Kräften beschützt. Wer nicht an höhere Kräfte glaubt, sorgt mit dem Aufstellen eines Altars zumindest für einen positiven Energieausgleich im Haus.

Für einen Altar benötigen Sie vier Kerzen, die das Element Feuer darstellen, etwas Sand, der für das Element Erde steht, ein Glas Wasser, das Symbol für das Element Wasser, und eine kleine Feder für das Element Luft. In dieser Zusammensetzung beziehungsweise Geschlossenheit symbolisieren diese Gegenstände die vier Elemente. Zusätzlich ein Engelbild oder eine Ikone auf den Altar gestellt, bewirkt eine weitere Anhebung der Schwingung. Nun hat man die Möglichkeit, zu beten oder Wünsche zu äußern – sie werden erhört!

AMULETTE BESPRECHEN

Das Besprechen von Amuletten und Schutzgegenständen ist eine sehr alte Tradition. Zuerst sollte dafür ein Gegenstand ausgesucht werden, der einem persönlich gut gefällt und den man immer mit sich tragen kann, sei es ein Armband, ein Bild, ein Buch oder etwas anderes, das dann später als Amulett dienen kann.

Zum Beispiel sind **Edelsteine** gute Beschützer gegen viele Krankheiten und gegen alles Böse. Sie schenken ihrem Träger Glück und besitzen heimliche Wunderkräfte. Wird ein Stein zusätzlich energetisch geladen oder besprochen, erreicht das Amulett doppelte Kraft.

Ich biete Ihnen nun ein **Gebet** an, das zum Besprechen eines Amulettes sehr geeignet ist und je nach Thema verändert werden kann. Sie nehmen also den Gegenstand, den Sie zu einem Amulett machen wollen, stellen drei geweihte, weiße Kerzen so im Kreis auf, dass das Amulett in der Mitte liegt, und zünden dann die Kerzen an. Den folgenden Text lesen Sie dreimal hintereinander. Visualisieren Sie dabei Ihre Worte, und glauben Sie an den Erfolg!

> *»Ich, Gottes Tochter/Sohn (Ihr Vorname) bespreche Glück und Gesundheit für mich - im Namen aller Heiligen, schützt mich vor allen negativen Einflüssen dieser Welt. Teufels Geschehen gehen alle verloren. Es wird weder Krankheit noch Unruhe geben. Es werden keine Teufelsnetze auf mich geworfen, weder von Osten nach Westen noch von Süden nach Norden. So sei es.*
> *Amen, Amen, Amen.«*

Die Kerzen brennen nun vollständig ab, und damit ist das Amulett fertig. Die Wirkung dieses selbst besprochenen Amulettes ist sehr stark. Überzeugen Sie sich selbst ...

Interessant:

➢ Kupferamulette stimulieren den Stoffwechsel.

- Silberamulette bewirken Ausgleich und Entgiftung. Wenn man sie lange Zeit trägt, schwitzt man außerdem weniger, und sie sind gut für das Herz.
- Goldamulette nehmen negative Energie aus dem Körper auf und stellen einen Schutz dar. Man sollte jedoch beim Gebären und während einer OP kein Gold tragen. Interessant ist in diesem Zusammenhang übrigens auch: Im Ozean sind 6.000.000 Tonnen Gold, und Gold löst sich schnell auf; so verliert ein Ring circa 0,1 Prozent seines Gewichts innerhalb einiger Jahre. Auch gut zu wissen: Bei Halsweh ist es gut, einen Goldring im Mund zu halten.

ANÄMIE

- Bei Anämie (zu wenig rote Blutkörperchen und wenig Eisen im Blut) sind Speisen aus **Leber** unverzichtbar! Dazu sollte **Brennnessel- oder Hagebuttentee** getrunken werden.
- Eine Alternative bieten acht geschälte, klein zerhackte **Walnüsse** und 200 ml **Wodka**, die gemischt und anschließend zehn Tage bei Zimmertemperatur im abgedeckten Topf stehen gelassen werden. Anschließend die Masse abseihen und täglich zwei Teelöffel voll einnehmen.
- Täglich 150 g **Rosinen**, circa 1,5 Kilo **Weintrauben** und **Traubensaft** (kein Wein!) wirken sich ebenfalls günstig aus. (Aufgrund des Fruchtzuckers nicht für Diabetiker geeignet!)

ANGELN GEHEN

Mehr Erfolg beim Fischen versprechen zwei Stückchen Holzkohle, zwei Stückchen Brot und zwei Münzen, die Sie zusammen in einen kleinen Beutel geben, während Sie gleichzeitig einen Vers aus der Bibel als Gebet sprechen. Dieser Beutel wird neben den Eimer gelegt, in den die gefangenen Fische kommen.

ANGINA

Angina und ihre grippeähnlichen Symptome kennt jeder. Schnelle Abhilfe bei Halsbeschwerden schafft 200 ml **Rote-Bete-Saft** mit einem Esslöffel Zitronensaft vermischt; auch **Meerwasser** eignet sich - fünf Mal täglich gurgeln. Bei vergrößerten Mandeln gurgeln Sie mit **Salbeitee** - vier Teelöffel zerkleinerte Salbeiblätter mit ½ Liter kochendem Wasser aufgießen; 30 Minuten später kann gegurgelt werden.

- Alternativ: **Aloe-Vera-Saft** mit etwas Zucker und Wasser im Verhältnis 1:1 gemischt - sechs Mal täglich einnehmen.
- Oder: Vier Esslöffel **Holunderblüten** circa fünf Minuten lang in 200 ml Wasser kochen, anschließend abseihen oder absieben - über den Tag verteilt schluckweise trinken.
- Probieren Sie auch über einige Tage je eine ausgepresste **Zwiebel** gleich nach dem Essen, oder kauen Sie eine **frische Honigwabe**, die antibakteriell wirkt.
- Immer wieder bewährt hat sich **Eukalyptusöl** - fünf Tropfen Öl und insgesamt 100 g Holunderblätter, Kamillen- und Lindenblüten sowie Malvenwurzeln - alles zerkleinert - mit ¾ bis 1 Liter kochendem Wasser aufgießen.
- Energetische Hilfe verspricht ein zehnminütiges **Sonnenbad** mit geöffnetem Mund - über einen Zeitraum von vier Wochen täglich mit geschlossenen Augen.

ANGST

(DEPRESSIONEN UND ANGSTZUSTÄNDE)

Depressionen und Angst stehlen jegliche Lebensfreude. Probieren Sie doch einfach einmal eine leichte Energiemethode aus, um dieses Leid zu verjagen:

Es handelt sich um die **Eireinigung** - eine Methode mit einem Hühnerei! Da es energetisch gesehen höher steht als viele andere Dinge, kann seine starke Schwingung Angst vertreiben. Es hat zum Beispiel die Fähigkeit, negative Energien wie Blockaden im Körper und in der Seele des Menschen abzuwenden, es kann aber auch psychische Ursachen auflösen.

- Geben Sie kaltes Wasser aus der Leitung in ein Glas (¾ voll).
- Nun zerschlagen Sie vorsichtig das frische Ei – aus biologischer Haltung –, und geben es ohne Schale in das Glas, wo es auf den Boden sinkt.
- Über Nacht stellen Sie das Glas an Ihr Bett und schauen morgens nach, was sich im Glas verändert hat. Aufsteigende Bläschen oder Fäden deuten auf eine Reinigung hin; das Ei hat dann begonnen, negative Energien vom Körper abzuziehen.
- Diesen Vorgang wiederholen Sie weitere zehn Tage, jeweils mit einem neuen Ei; das alte schütten Sie weg. Sprechen Sie dazu den Satz: *»Von wo die negative Energie gekommen ist, dort soll sie auch wieder hingehen.«*

➢ Eine weitere Methode, die sich bewährt hat, ist das **Gebet**. Hierdurch befreit man sich von Ängsten, muss allerdings einen sogenannten Schlüssel dazu verwenden in Form eines Heiligenbildes, von Kerzen, Ikonen oder Ähnlichem. Gebete wirken nicht allein durch den Glauben, sondern besonders durch ihre Schwingung. Deswegen liest man Gebete am besten laut.

➢ Eine empfehlenswerte Alternative: Man nimmt eine Schüssel mit lauwarmem **Wasser** und stellt sie bei Sonnenaufgang auf einen Tisch. Dort bleibt sie bis Sonnenuntergang stehen. Mit diesem Wasser wird das Gesicht gewaschen, allerdings mit den Handoberseiten! Dazu wird folgendes **Gebet** gesprochen:

> *»Mit diesem Wasser fließen meine Ängste weg. So wie das Wasser verschwindet, sollen auch meine Ängste verschwinden. Tropfen für Tropfen. Gottes Segen, Amen.«*

Ebenso eignet sich eine Waschung des Gesichts mit **Weihwasser**. Abends hat es zudem eine höhere Wirksamkeit als morgens.

- Eine gute Methode ist auch die **Energieverteilung im Körper**. Der ganze Körper der leidenden Person wird hier mit den Händen nach unten abgestreift. Dies dauert nur wenige Minuten, und schon bald fühlt man sich erleichtert. Zusätzlich Wasser aus einer blauen Karaffe trinken; diese Farbe beruhigt die Sinne.
- Eine weitere bewährte Methode ist das **Kuchenbacken**; während man diesen fertig gebacken aus dem Ofen nimmt, spricht man den Satz »So, wie der Kuchen aufgegangen ist, vergehen meine Ängste«. Dieser Kuchen muss ganz bleiben, wird also weder angeschnitten noch gegessen, sondern weggeworfen.

ANTI-AGING

Vorsorge gegen Immunschwäche, Krebs ...

Bei Anti-Aging denkt man gleich an kosmetische Methoden, die ein vorzeitiges Altern der Haut verhindern sollen. Es bedeutet aber auch Vorsorge gegen Krebs, denn freie Radikale, die im Körper kreisen, werden durch Anti-Aging-Produkte abgefangen. Den **Brottrunk**, der sich in Russland schon seit Jahrzehnten bewährt hat, können Sie ganz einfach selbst zubereiten (in Naturkost- oder einigen Drogeriemärkten können Sie ihn aber auch schon fertig kaufen).

Als Zutaten brauchen Sie nur:

- drei Liter Wasser
- ½ Kilo Schwarzbrot
- 200 g Zucker
- 20 g Hefe

Das Schwarzbrot legen Sie – in Stücke geschnitten – in das kochende Wasser. Dazu geben Sie die Hefe, die zuvor mit lauwarmem Wasser verdünnt wurde. Anschließend wird nur noch der Zucker untergerührt. Die Brühe lassen Sie drei Tage lang zum Gären stehen. Nun seihen Sie sie ab und beginnen mit der Einnahme. Von dem gekühlten »Kwass«, wie man ihn in Russland nennt, trinken Sie bis zu einem Liter täglich.

ARTERIOSKLEROSE UND ALTERSSCHWÄCHE

- **Knoblauch** hilft hier sehr gut, vor allem wenn man ihn mindestens zwei- bis dreimal pro Woche verzehrt; dies gilt ebenso für 200 bis 250 ml **Aloe-Vera-Saft**.
- Bei Verkalkungen in den Arterien beziehungsweise bei Sklerose sollte man öfters **Orangen** essen. Da auch **Knoblauchsaft** hier gut wirkt, kann beides kombiniert werden zu einem Trunk, der aus täglich zwei frisch gepressten Orangen und einer Knoblauchzehe besteht.
- Eine **Knoblauch-Kur** ist generell ein altbewährtes Mittel. Die folgende Rezeptur, die nach einer alten Aufzeichnung übersetzt wurde, wurde von der UNESCO in Tibet gefunden, weshalb sie auch »Tibetische Kur« genannt wurde. Wird sie einmal im Jahr durchgeführt, könnte, laut den Tibetern, jeder Mensch ohne große gesundheitliche Probleme ein hohes Alter erreichen, denn sie reinigt die Arterien von Ablagerungen, die aus Fett und Kalk bestehen, säubert das Blut und aktiviert die Abwehrkräfte. Eine Knoblauch-Kur hilft sogar bei Augenleiden und Lähmungen.

Für die Kur benötigen Sie lediglich 200 g Knoblauch und 200 ml Schnaps oder Wodka.

EINNAHME-TABELLE FÜR DIE KNOBLAUCH-KUR:
Anzahl der Tropfen

Tag	morgens	mittags	abends
1	2	2	2
2	4	4	4
3	6	6	6
4	8	8	8
5	10	10	10
6	12	12	12
7	14	14	14
8	16	16	16
9	18	18	18
10	20	20	20
11	22	22	22
12	24	24	24
13	26	26	26
14	24	24	24
15	22	22	22
16	20	20	20
17	18	18	18
18	16	16	16
19	14	14	14
20	12	12	12
21	10	10	10
22	8	8	8
23	6	6	6
24	4	4	4
25	2	2	2

Sie schälen die Knoblauchzehen und hacken sie klein. Geben Sie Knoblauch und Wodka in einen Behälter mit Schraubverschluss, und verschließen Sie ihn gut. Nun muss die Mischung an einem dunklen Platz zehn Tage ziehen. Anschließend wird die mittlerweile grüne Mischung abgeseiht, und es kann mit der Einnahme der Tropfen begonnen werden - idealerweise mit einem Schluck Milch, da diese den Knoblauchgeruch neutralisiert.
Am ersten Tag nehmen Sie dreimal täglich zwei Tropfen, am zweiten Tag dreimal täglich vier Tropfen und jeden darauffolgenden Tag steigern Sie die Einnahme um je zwei Tropfen weiter, bis Sie am 13. Tag bei dreimal 26 Tropfen sind. Ab hier wird die Einnahme wieder reduziert, das heißt, Sie nehmen täglich zwei Tropfen weniger als am Vortag. Am 25. Tag nehmen Sie die letzten Tropfen ein (s. Tabelle auf Seite 34).

Knoblauch-Kur-Rezeptur speziell für Antialkoholiker: Diese Rezeptur ist einfach herzustellen und wird mit Wasser zubereitet. Geben Sie 30 klein gehackte Knoblauchzehen in 200 ml kochendes Wasser, und lassen Sie die Brühe zwei Minuten kochen. Nun stellen Sie den Topf zur Seite, bis alles abgekühlt ist. Anschließend füllen Sie alles in ein Glas und geben sechs Esslöffel Honig dazu, ebenso zwei unbehandelte Zitronen, die Sie vorher - mit Schale! - in kleine Stücke geschnitten haben. Nachdem Sie das Glas nun gut verschlossen haben, lassen Sie den Knoblauchtrunk drei Tage lang im Kühlschrank stehen. Nach dieser Zeit geben Sie die Flüssigkeit durch ein Sieb, und schon können Sie mit der circa zweiwöchigen Kur beginnen. Dazu nehmen Sie pro Tag zwei bis vier cl in einem Likörgläschen ein. Nach einer anschließenden fünftägigen Pause kann die Kur nochmals wiederholt werden.

Persische Rezeptur: Hier wird Knoblauch über eine längere Zeit in Olivenöl eingelegt - eine beliebte Sitte der Iraner -, in der Regel sogar über zwei Jahre, bis die Knoblauchzehen verzehrt werden. Im Iran finden sich sogar Knoblauchzehen, die vor 25 Jahren eingelegt wurden - eine wahre Kostbarkeit.

- Altersschwäche entgegenwirken kann man auch mit **Rettichsaft mit Honig** oder **Weißrübensaft mit Rettichsaft und Honig**, jeweils im Mischverhältnis 1:1. Bereits eine tägliche Einnahme von 50 ml zeigt eine gute Wirkung.
- Eines der altbewährten Mittel ist **Schwarzkümmelöl**, von dem man dreimal täglich einen Teelöffel einnimmt.
- Auch **Buchweizen** empfiehlt sich bei Altersschwäche. Weichen Sie über Nacht drei Esslöffel dieses Korns in Wasser ein; zehn Stunden Einweichzeit sind die Regel. Geben Sie den Buchweizen nun in 200 g Kefir - und fertig ist die Mischung. Bei den Einheimischen im Kaukasus, die den Kefir täglich verzehren, gibt es viele sehr alte Menschen, die ihr hohes Lebensalter auf ihre alten Rezepte zurückführen.

ARTHRITIS

(rheumatisch)

Rheumatische Erkrankungen treten meist an Gelenken und der Muskulatur auf. Bei der Arthritis, einer Gelenkentzündung, kann es zu Knochenschädigungen kommen. Diese Erkrankung ist weit verbreitet.

- Teilbäder mit **Eukalyptusöl und Honig** können hier helfen. Man gibt dazu einen halben Teelöffel Öl und 30 g Honig in fünf Liter warmes Wasser und hält die betroffenen Gelenke ungefähr eine Viertelstunde hinein; anschließend trocknet man diese ab. Für ein Vollbad benötigen Sie zehn Teelöffel Öl und 250 g Honig.
- Ein **Kupferarmband** sieht nicht nur schick aus, sondern verspricht gleichzeitig Erleichterung bei rheumatischen Schmerzen und hilft bei Arthritis.

ASTHMA UND BRONCHITIS

Da Asthma und Bronchitis schwerwiegende Erkrankungen sind, die mit einer Verengung der Luftwege einhergehen, sollte man niemals eine Selbstdiagnose stellen, sondern auf jeden Fall zum Arzt gehen. Zu bedenken ist auch, dass asthmatische Erkrankungen vielfältige Ursachen aufweisen können. Nachfolgend finden Sie ein paar lindernde und heilende Rezepte aus der Volks- und Naturheilkunde zur *zusätzlichen* Anwendung, die den Arztbesuch aber nicht ersetzen können!

- Für einen **Zedernknospentee** benötigen Sie je sechs Esslöffel Zedernknospen, Wegerich und Huflattich, gießen Sie alles mit 400 ml kochendem Wasser auf und lassen Sie es zehn Minuten ziehen. Nun wird der Tee nochmals zusätzlich sechs Minuten gekocht und anschließend abgeseiht. Hiervon trinken Sie je 120 ml über den Tag verteilt.
- Für einen wohltuenden **Kräutertee**, der auch gegen Husten hilft, benötigen Sie je 30 g Rosmarin- und Brennnesselblätter, 50 g Birkenblätter oder -knospen und 100 g Kamillenblüten. Die Kräutermischung wird mit einem Liter kochendem Wasser aufgegossen, der Sud vier Stunden lang ziehen gelassen. Dann werden die Kräuterüberbleibsel abgesiebt. Nehmen Sie täglich bis zu 150 ml dieses Tees kalt ein, schluckweise über den Tag verteilt. Bereits nach einer Woche werden Sie eine Verbesserung Ihres Wohlbefindens spüren.
- **Huflattich** kann bei Halsschmerzen und Asthma angewendet werden. Für diesen Tee gießen Sie zweieinhalb Esslöffel Huflattich mit ½ Liter Wasser auf und lassen alles 30 Minuten lang ziehen. Man trinkt an vier bis fünf Tagen je 100 ml.
- Auch **Rübensaft** (keine Rote Bete), pur mit etwas Honig getrunken, hat sich bewährt. Er ist vitaminreich und beinhaltet Aminosäuren, Karotin, Eiweiß, Mineralstoffe und Vitamin B1 – mehrmals täglich ein halbes Glas trinken. Alternativ kann auch eine frische Rübe abgekocht und verzehrt werden.

➢ **Erbsenbrei** empfiehlt sich bei Asthma, denn die Erbse ist reich an Stoffen, die Hustenreiz stillen können.

➢ **Aloewein** wirkt gegen Bronchitis und andere Wehwehchen sehr gut. Mischen Sie einfach 200 ml Aloesaft und 100 g Honig mit einem Liter Weißwein, und trinken Sie dies langsam und mit Genuss, jedoch nicht mehr als 100 ml täglich.

➢ **Bohnenkaffee** bietet sich bei starkem Asthma an. Trinken Sie täglich mehrere Tassen davon, wenn es Ihr Herz und Ihr Kreislauf erlauben. Er ist sogar als Sofortmaßnahme bei einem akuten Asthmaanfall geeignet.

➢ Eine **heilende Salbe** können Sie problemlos selber herstellen: 15 geriebene Aspirintabletten mischen Sie mit 30 g Schmalz (Schweinefett). Tragen Sie etwas davon auf die Brustpartie auf, und belassen Sie es dort für eine Stunde. Wiederholen Sie den Vorgang einige Tage lang.

➢ Es hilft auch folgende Rezeptur: Wärmen Sie etwas **Wasser**, und geben Sie ein wenig **Essig** dazu. Atmen Sie die Dämpfe ungefähr fünf Minuten lang ein. Sie werden sehen, das Asthma wird gelindert. (Kein Ersatz für ein Asthmaspray!)

➢ Eine völlig andere Möglichkeit, gegen asthmatische Beschwerden vorzugehen, ist das Wahrnehmen von **Taubengurren**! Hören Sie den Tauben zu; das Gurren und dessen starke Schwingungen können einen Hustenanfall stoppen.

ATLANTISSYMBOLE

Es gibt sogenannte Atlantiskristalle oder Atlantissymbole. Diese Symbole, die durch Aufgestiegene Meister oder Engel übermittelt werden, sind sehr, sehr alt. Man vermutet, dass, nachdem Atlantis untergegangen war, das alte Wissen zusammen mit den Kristallen und diesen Symbolen weitergegeben werden sollte in die heutige Zeit, um uns beim Aufstieg zu helfen. Man kann mit diesen Atlantissymbolen Wasser, Räume oder Gegenstände reinigen

oder mit Energie aufladen. Das Energetisieren passiert innerhalb weniger Minuten.
Bei der Meditation könnte man diese Symbole auch auf die Chakrenbereiche legen oder einen Kreis um den Körper herum bilden. Man kann die Symbole so anwenden, wie es einem die Intuition rät, die Energie fließt auf jeden Fall, und sie bewirkt dabei immer wieder wahre Wunder, denn die Energie von Atlantis bringt uns das höchste Gut und Wohl. Wenn Sie mit diesen Symbolen arbeiten, können Sie nichts verkehrt machen.
Man sollte auch die Namen der Kristalle innerlich verankern oder laut aussprechen. Man kann die Kristalle zudem fernheilerisch bearbeiten, über Zeit und Raum schicken und so sich selbst oder andere Menschen unterstützen. Die Zeichen haben ein eigenes Bewusstsein und suchen sich ihren Weg selbst, sie helfen immer. Sie können diese Methode deshalb einfach einmal ausprobieren. Dies wird Ihnen bestimmt Spaß machen und Sie in Ihre goldene Mitte bringen.

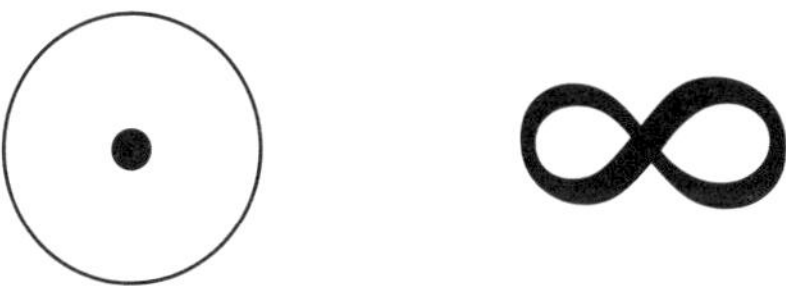

DAS 3. AUGE

Zwischen unseren beiden Augen auf der Stirn befindet sich das 3. Auge – unser sechster Sinn. Man kann es aktivieren, um mehr Informationen aus dem Kosmos zu bekommen, und meist werden uns diese Informationen in Form von Bildern übermittelt.
Mit einem Tropfen Zedernöl, den Sie täglich auf diese Stelle an der Stirn sowie auf den 7. Halswirbel auftragen, aktivieren Sie Ihr 3. Auge.

AUFBAUKUR

Leinsamen, täglich in einer Menge von 30 bis 40 g eingenommen und kombiniert mit **Buchweizenbrei**, aktiviert eigene Kräfte. Für den Brei nehmen Sie 100 bis 120 g Buchweizengetreide, weichen alles eine Viertelstunde in lauwarmem Wasser ein und kochen es anschließend in etwa 300 ml Wasser 15 bis 20 Minuten ab. Sie können etwas Butter zugeben.

AUGEN

Überanstrengung: Wenn die Augen überanstrengt sind, können Sie Folgendes unternehmen: Nehmen Sie einen **Edelstein**, tauchen Sie ihn in kalten **schwarzen Tee** und legen Sie ihn mehrmals kurz auf die Augenlider.

Schmerzen: Bei Augenschmerzen sollten Sie folgenden Tipp ausprobieren: Nehmen Sie einen **blauen Faden**, und messen Sie den Umfang Ihres Kopfes ab. Verknoten Sie den Faden dann fünf Mal. Dies hilft gegen Augenleiden und öffnet auch das 3. Auge.

AURA

Vielen Menschen fällt es schwer, an Dinge zu glauben, die sie nicht anfassen können - so ist es auch mit der Aura, dem Energiefeld. Ich möchte hier erklären, wie Sie lernen, die Aura zu sehen, und wie Sie damit umgehen können. Wenn Sie aurasichtig sind, eröffnen sich Ihnen viele Möglichkeiten im Leben. Sie werden einfach spüren können, was einem anderen Menschen fehlt. Ist er bedrückt, oder ist er fröhlich? Welche Chakren sind bei ihm in Ordnung und welche nicht? Sie erkennen, welche Farben seine Aura aufweist und was diese bedeuten. Sind sie gut oder eher schädlich?
Das **Aurasehen** ist für jeden erlernbar. Als Kind haben wir sogar alle diese Gabe der Natur, wir verlernen sie nur mit den Jahren.

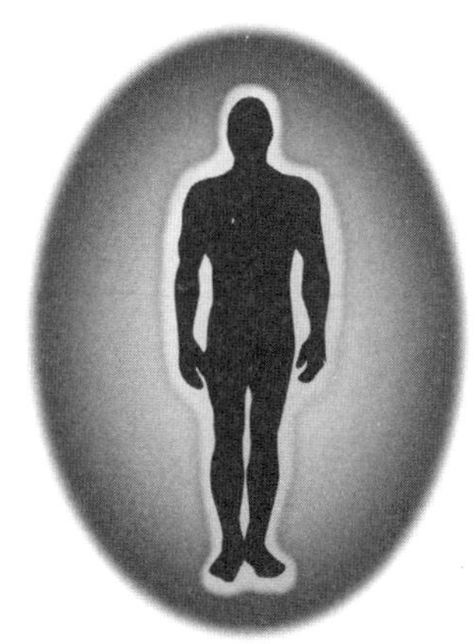

Was ist eine Aura? Eine Person mit starker Aura betritt einen Raum, und sofort entspannt sich die Atmosphäre. Plötzlich wirkt der Raum heller, wärmer und energievoller; er wird von einer besonderen Kraft durchströmt. Sie erinnern sich an die Bilder von Jesus, den immer eine »Krone« aus Licht umgibt? Dieser helle Schein ist die Darstellung der Aura. Und solch eine Krone hat jeder Mensch - der eine stärker, der andere schwächer ausgebildet.

Die Aura spiegelt also die Energie eines Menschen wider, die Kraft seiner Seele, die göttlich ist - sie ist spürbar und kann auch sichtbar sein.

Aura-Basisfarben: Die Aura erscheint in verschiedenen Farbschichten; sehr begabte Aurasichtige sehen sogar über 70 Auraschichten. Es gibt aber bei jedem Menschen immer auch eine Basis- bzw. Grundfarbe, die schon viel über ihn verrät. Man kann sie selbst berechnen:

Berechnen der Basisfarbe: Nehmen Sie Ihr Geburtsdatum, und addieren Sie alle Zahlen:
Als Beispiel nehmen wir den 29.05.1995

$$\begin{array}{r} 1995 \\ 5 \\ 29 \\ \hline 2029 \end{array}$$

2029 ergibt: 2 + 0 + 2 + 9 = 13

13 ergibt: 1 + 3 = 4

4 = Grün

BASISFARBEN DER AURA:
Merkmale und Eigenschaften

Zahl	Aurafarbe	Eigenschaften
1	Rot	verantwortungsbewusstes Arbeitstier, zielstrebig, optimistisch, kann sich schlecht entspannen
2	Orange	sehr gutmütig und hilfsbereit
3	Gelb	kommunikativ und kreativ, beratend, spirituell
4	Grün	gutherzig, verantwortungsbewusst, hoffnungsvoll
5	Himmelblau	künstlerisch begabt, geschäftlich talentiert, ungeduldig
6	Blau	vertraut auf sich, arbeitet viel, Selbstbestätigung suchend
7	Violett	feinfühlig, hellsichtig, teils heilende Hände
8	Rosa	gute Seele, zärtlich, liebevoll, kümmert sich
9	Bronze	entscheidungsfähig, freiheitsliebend, positiv denkend, schnell
10 *wird nicht addiert*	Weiß	reine Seele, spirituell, weise
11 *wird nicht addiert*	Silber	intuitiv planend
22 *wird nicht addiert*	Gold	vertrauenswürdig, lebendig, energisch, spirituell, weise

Bei Menschen mit Energien, die nicht zueinander passen, entsteht bald Antipathie. Die Aurafelder wirken gegeneinander. Verstehen sich Menschen dagegen gut, fließen ihre Auren ineinander.

Das Üben der Aurasicht: Ich stelle Ihnen nun effektive Übungen für die Aurasicht vor, mit denen Sie üben und lernen können. Durch Meditation und diese Übungen wird die rechte Gehirnhälfte aktiviert und dadurch die Aurasicht ermöglicht.

- **Übung 1:** Reiben Sie beide Hände ein paar Minuten lang, und ziehen Sie sie dann wie im Zeitlupentempo voneinander weg. Mit etwas Übung spüren Sie die Energie der Aura und erkennen Ihre derzeitige Aurafarbe, die nicht deckungsgleich mit der Basis-/Grundfarbe Ihrer Aura sein muss, denn der momentane Zustand der Aura hängt von Stimmung und Gesundheitszustand ab.
- **Übung 2:** Sehen Sie in Ihr 3. Auge. Nach einiger Übung können Sie langsam die Farben erkennen.
- **Übung 3:** Sie benötigen schwarze und weiße Papierstreifen. Aus Blättern im DIN-A4-Format schneiden Sie diese aus - zehn Zentimeter lang. Schauen Sie abwechselnd, jeweils wenige Minuten lang, Ihre weißen und schwarzen Papierstreifen an. Dies schärft Ihr Farbempfinden.
- **Übung 4:** Eine Hand wird 30 bis 40 Zentimeter vor den Augen ausgestreckt. Mit der zweiten Hand wird ein weißes Blatt Papier hinter diese ausgestreckte Hand gehalten. Nun konzentrieren Sie sich auf die Fingerkuppen. Nach ein paar Minuten bemerken Sie um die Finger herum einen leichten Schimmer, wie Nebel. Hier beginnt Ihr Bewusstsein zu begreifen, dass Sie lernen, die Aura zu erkennen. Richten Sie Ihren Blick nun auf das Papier, müssten Sie bereits die ersten Farben erkennen. Wiederholen Sie diese Übung mehrmals täglich.

- **Übung 5:** Hierzu benötigen Sie drei verschiedene Würfel in den Grundfarben Blau, Gelb und Rot sowie ein weißes Blatt Papier im DIN-A4-Format. Betrachten Sie jeden Würfel abwechselnd je drei Minuten lang. Nehmen Sie nun den ersten Würfel in die Hand, schauen Sie ihn an und lenken Sie den Blick anschließend sofort auf das weiße Blatt Papier. Sie werden bemerken, dass auf dem Papier verschiedene Farben sichtbar werden. Wiederholen Sie den Vorgang auch mit den anderen Würfeln.
- **Übung 6:** Für **Kinder** empfehle ich folgende Übung: An beiden Händen 15 bis 20 Sekunden lang die Finger zusammenpressen, danach langsam auseinanderziehen, so als ob eine Gummimasse in die Länge gezogen werden soll. Dabei sind dünne, faserige Linien aus Farbe zu sehen - Aurafäden!

Auraschutz, Auratest:

- Wenn Sie sich leer und ausgelaugt fühlen, aber nicht wirklich krank sind, kann es durchaus sein, dass Ihr Auraschutz zusammengebrochen ist. Eine wirksame Übung dagegen ist das Zusammenpressen Ihrer Daumen und Zeigefinger für zehn Minuten.
- Sie können sich auch für zehn Minuten in einem **Steinkreis** aufhalten. Dies reinigt Ihre Auraenergie. Man kann genauso verschiedene Steine, je nach Chakrafarbe, auf den Körper auflegen.
- Probieren Sie auch folgende kräftigende Übung: Mit geschlossenen Augen stellen Sie sich vor, wie Sie in ein **helles Licht** gehen und von diesem umhüllt werden; es dringt in Ihren Körper ein und fließt dort durch alle Zellen. Es empfiehlt sich, diese Übung täglich jeweils 30 Minuten lang durchzuführen, denn die regelmäßige Visualisierung bewirkt, dass Ihre Aura intakt bleibt.
- Zum Auraschutz kann auch **Knoblauch** verwendet werden, da es ein Allheilmittel ist. Hierfür reiben Sie Ihre Fersen über Nacht mit einer Knoblauchzehe ein.

➢ **Liebe,** die wir verschenken, ist jedoch die stärkste schützende Kraft, die unsere Aura intakt hält!

Auratest: Wenn Sie sich selbst lieben, haben Sie die Möglichkeit, sich noch besser kennen zu lernen. Die eigene Persönlichkeit und Kraft soll man leben, und wer gegen sein Ich lebt, zerstört automatisch seine Aura. Wie stark Ihre göttliche Ausstrahlung ist, erfahren Sie durch das Üben des Aurasehens. Dieser Test ist mehr als nur ein Spiel - er kann Ihr ganzes Leben verändern!
Versuchen Sie, an einem ruhigen, geborgenen Plätzchen ganz abzuschalten. Dort malen Sie die weiter unten aufgeführten Aurafarben auf ein Blatt, schauen sich dann jede Farbe an und entscheiden nach Ihrem Gefühl, welche Ihnen gefällt. Es geht hier darum herauszufinden, welche Farbe Sie mit Ihren Gefühlen in Einklang bringt. Stellen Sie sich einfach vor, die ganze Umgebung bestünde aus dieser Farbe; Sie müssen sich dabei gut und geborgen fühlen. Am besten und sichersten ist die Aussage, wenn Sie bei der spontan gewählten Farbe ein Glücksgefühl verspüren. Danach wird eine Farbe gewählt, die Ihnen überhaupt nicht gefällt. Generell gilt: Nur die spontan gewählten Farben kommen zum »Einsatz« - lesen Sie, was es für Sie bedeutet:

➢ Die **1. Farbe** zeigt, wie stark Ihre Aurakraft ist und was Sie erreichen können.

- Violett: starke Aura, aber Mangel an Zuversicht
- Flieder: kraftvolle Aura, ideenreich und hilfsbereit
- Hellblau: seelische Ruhe, aber oftmals unnötige Einschränkungen
- Grün: starke Aura mit viel Gefühl, aber oft zu träge
- Gelb: sehr flexibel, tiefe Empfindungen
- Rot: energievoll, stark, Mensch der Tat
- Orange: sehr viel Power, experimentierfreudig

➢ Die **2. Farbe** zeigt, was Ihnen fehlt und was Sie für Ihre Aura tun sollten.

- Violett: erschöpft, ausgebrannt, sehr ruhebedürftig
- Flieder: starke Schwankungen, grundlos traurig
- Hellblau: Loslassen fällt manchmal schwer
- Grün: unausgeglichen, Konzentration erforderlich
- Gelb: zu nervös, goldene Mitte muss gesucht werden
- Rot: Glaube an sich selbst sowie Mut und Motivation fehlen
- Orange: sehr reizbar und zu schnell mit eigener Meinung dabei

AUSSTRAHLUNG

Persönliche Ausstrahlung ist wichtig! Dafür muss man sich selbst mögen - und das kann man erfreulicherweise üben. Sie schreiben auf einen Spiegel, den Sie täglich ansehen: »Ich bin schön und toll und ein ganz besonderer Mensch.« Diesen Satz lesen Sie mehrmals täglich und schauen sich dabei im Spiegel ganz bewusst an.
Als Alternative können Sie sich jeden Morgen in einem Spiegel ansehen und dabei etwas an sich finden, das Ihnen gut gefällt. Beginnen Sie einfach mit Ihren Haaren; schauen Sie so lange darauf, bis sie Ihnen gefallen. Am nächsten Tag machen Sie mit den Augen, den Lippen ... weiter, und Sie werden merken, dass Ihre Selbstliebe steigt.

AVITAMINOSE

Bei einer Avitaminose fehlen dem Organismus Vitamine. Ein Grund dafür ist die ungesunde Ernährung des modernen Menschen, beispielsweise durch Fast Food. Auch sind Lebensmittel heute nicht mehr so vitaminreich wie noch vor wenigen Jahrzehnten. Eine Avitaminose kann aber müde und krank machen, und daher ist es wichtig, auf das Essen und die Produktauswahl zu achten - vor allem darauf, dass man jeden Tag die ausreichende Menge an Vitaminen zu sich nimmt!

WICHTIGE VITAMINE FÜR DEN ORGANISMUS:

Vitamin	Norm/Tag	Produkt / Beispiele	Funktion / Leiden
A, Retinol	1,5 mg	Leber, Butter	trockene Haut/Pickel
A, Karotin	6,0 mg	Karotten, Zwiebeln Tomaten, Spinat	trockene Haare/Augen
B1, Thiamin	2,0 mg	Brot, Reis, Soja, Nüsse	Magen/Muskeln/ Nerven
B2	3,0 mg	Hefe, Fleischprodukte, Käse, Beeren, Mandeln	Augen/Gewicht
B3	20 mg	Hefe, Geflügel, Kartoffeln	Venen/Haut/Nerven
B4	350 mg	Eier, Fleisch, Getreide	Anämie/Herz
B5	12 mg	Leber, Fisch, Milch	Hormonbildung
B6	2,5 mg	Hefe, Gemüse	Nervensystem
B9	0,2 mg	Gemüse, Früchte	Wachstum/ Durchblutung
B12	0,03 mg	Eier, Fisch, Leber	Durchblutung/Nerven

WICHTIGE VITAMINE FÜR DEN ORGANISMUS:

Vitamin	Norm/Tag	Produkt / Beispiele	Funktion / Leiden
B15	2,0 mg	Samen, Reis, Obst	Magen- und Leberkrankheiten
C	180 mg	Orangen, Mango, Stachelbeere, Salat	Haut/ Magen/ Abwehrkräfte
D	50 mg	Meeresfisch, Butter Kaviar	Kalzium-Zufuhr / Knochen / Zähne
P	30 mg	Orangen, Paprika, Johannisbeere	hält die Blutgefäße elastisch
K	1,0 mg	Karotten, Spinat, Mais	Gefäße/Venen/Blut
E	20 mg	Öle, Eigelb, Erbsen, Soja	Potenz/Abwehrkraft
H	0,2 mg	Eigelb, Schweineleber	Haut
U	0,2 mg	Kartoffel, Weißkohl, Sellerie	Gastritis und Magengeschwüre
F	4,0 mg	Öle	antiradioaktiv/Haut

Vorsicht ist allerdings geboten vor Vitaminbomben in Tablettenform! Denn viele Vitamintabletten sind synthetisch hergestellt und können, wenn zu hoch dosiert, zu Gallen- und Nierensteinen führen sowie eine Gefahr für Leber, Milz und Magen darstellen!

Vitamine und Organe: Vitamine, Mineralien und Spurenelemente sind lebenswichtige Nahrungsbestandteile und müssen dem Organismus täglich zugeführt werden. Der jeweilige individuelle Bedarf eines Menschen wird allerdings durch viele Faktoren bestimmt wie zum Beispiel Sport, Schwangerschaft oder Krankheit. Ein ausgewachsener, gesunder Mensch benötigt pro Tag mindestens 50 verschiedene Nahrungsbestandteile, wovon nicht eines fehlen sollte, da es durch nichts zu ersetzen ist.

Um gesund zu bleiben, ist demzufolge eine genaue Analyse der benötigten Vitamine sowie die tägliche Nahrungsergänzung mit diesen sehr wichtig!

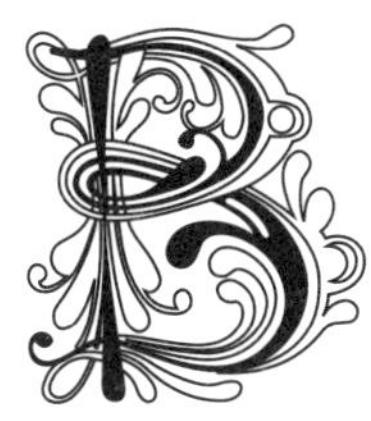

BACHBLÜTEN

Wird seelisches Leid erfolgreich behandelt, reagiert auch der Körper positiv. Nach Dr. Bach kann man negative Seelenzustände mit Blütenessenzen behandeln. Seine ausgewählten Pflanzen möchte ich hier vorstellen:

PFLANZEN FÜR BESTIMMTE SEELENZUSTÄNDE

Agrimony: Versuch, die innere Unruhe hinter einer gespielten Fröhlichkeit zu verbergen

Aspen: unerklärliche Ängste

Beech: Intoleranz und Verurteilen anderer

Centaury: nicht »Nein« sagen können

Cerato: zu wenig Selbstvertrauen

Cherry Plum: nicht loslassen können

Chestnut Bud: immer wieder die gleichen Fehler machen

Chicory: zu viel Selbstmitleid

Clematis: mit den Gedanken ganz woanders sein

Grab Apple: sich innerlich unrein fühlen

Gentian: Pessimismus

Gorse: Hoffnungslosigkeit

Heather: Selbstbezogenheit

Holly: Misstrauen, Neid

Honeysuckle: Sehnsucht nach Vergangenem

Hornbeam: Schwäche

Impatiens: Ungeduld und Gereiztheit

Larch: Erwarten von Fehlschlägen

Mimulus: Schüchternheit und Furcht

Mustard: Trauer

Oak: Niedergeschlagenheit

Olive: sich ausgelaugt fühlen

Pine: Schuldgefühle

Red Chestnut: mehr Sorgen um andere als um sich selbst

Rock Rose: innere Panik

Rock Water: hart zu sich selbst

Scleranthus: innere Unausgeglichenheit

Star of Bethlehem: seelische oder körperliche Erschütterung erlitten

Sweet Chestnut: Gefühl der Ausweglosigkeit

Vervain: Fanatismus

Vine: seinen Willen unbedingt durchsetzen wollen

Walnut: Wankelmut

Water Violet: innerliches Zurückziehen

White Chestnut: Gedanken gehen nicht aus dem Kopf

Wild Oat: Lebensaufgabe nicht erkennen

Wild Rose: Apathie

Willow: Verbitterung

BADEN

Ein **Wohlfühlbad** bringt Entspannung und innerliche Ruhe. Für solch ein wohltuendes Bad können Sie einmal folgende Mischung ausprobieren: Rosenblütenmilch, Honig, etwas Öl und Weihrauchessenz sowie Edelsteine in Ihr Badewasser geben und das Bad bis zu 30 Minuten genießen – danach verliert es seine Wirkung.

BANJA (RUSSISCHE SAUNA)

Ein Saunagang regt die Energie an, entgiftet den Körper und erfreut die Seele. In Russland ist der Saunagang seit jeher ein täglich angewendetes Mittel zur Steigerung des Wohlbefindens, er hilft zudem auch bestens bei Muskel-, Gelenk- und Kreuzschmerzen sowie bei Stoffwechselstörungen.
Nun hat natürlich nicht jeder die Möglichkeit, eine Banja aufzusuchen. In einer Badewanne kann man sich aber relativ einfach selbst eine bauen: Sie

bauen sich ein Holzgestell, das dem Boden einer Palette ähnelt, und legen dieses - ungefähr 10 bis 20 Zentimeter hoch - in Ihre Badewanne. Wenn Sie nun heißes Wasser unter das Holz laufen lassen und einen Topf mit mehreren im Backofen vorgewärmten, heißen Steinen zu Ihren Füßen stellen, müssen Sie sich nur noch auf das Holz setzen und sich sowie die Wanne mit einer Wolldecke abdecken. Nun können Sie ordentlich schwitzen! Anschließend ist eine Dusche zu empfehlen.
In der russischen Sauna werden zusammengebundene Birkenzweige in heißes Wasser getaucht und zum leichten Klopfen beziehungsweise Schlagen auf die Haut verwendet. Dies hilft dem Körper zusätzlich bei der Entgiftung.

BAUMMEDITATION UND BÄUME

Zur Entspannung und um in sich zu gehen, ist ein Besuch im Wald anzuraten, denn Bäume schenken neue Kraft. Schon ein kurzer Spaziergang kann Kraft und Power bringen; oder man sucht sich zum Meditieren ein Plätzchen unter einem Baum. Hier sollte man tief durchatmen und die Sorgen einfach loslassen.
Generell haben Bäume gesund machende Energien, wirken jedoch unterschiedlich. So gibt es positiv und auch negativ geladene Bäume. Finden Sie »Ihren« Baum. Umarmen Sie ihn, kommunizieren Sie mit ihm, vor allem, wenn Sie mit Schmerzen oder seelisch belastet sind. Besonders Birken, Eichen und der Ahorn haben eine starke, positive Schwingung und bringen Erleichterung. Dies gilt allerdings beispielsweise nicht für einen Walnussbaum, der eine negative Wirkung auf uns ausübt.

Machen Sie sich einfach selbst ein Bild über die Vielfalt der Möglichkeiten:

Ahorn wird fast als Allheilmittel verwendet. Ein paar Blätter, unter das Kopfkissen gelegt, lindern Kopfschmerzen.

Akazie steht für Heilung und weiße Magie. Man stellt aus diesem Baum spezielle Stäbe her, mit denen Energie im Körper aktiviert wird.

Apfelbaumholz in einen Kamin gelegt und abgebrannt bringt Glück und Entspannung; dies wird günstigstenfalls über einen Monat lang durchgeführt.

Bambus entzieht Räumen negative Energien! Stellen Sie sich Ihren »Glücksbambus« ins Zimmer. Er wirkt nicht nur reinigend, er bringt auch Ruhe nach einem anstrengenden Tag.

Buche gibt Kraft und dient der zwischenmenschlichen Harmonie.

Birke steht für Schutz, dient der Reinigung und Entspannung, bringt Ausgleich.

Bonsai ist ein Energiespender. Wer oft abgekämpft ist, sollte diesen Baum im Wohnzimmer stehen haben.

Efeu reagiert stark auf Schwingungen, signalisiert Gefahr, zum Beispiel nahende Krankheit; er wuchert im Garten vor einer Trennung. Dies gilt nicht für Efeu in Gestecken oder Blumensträußen.

Eiche bringt Kraft. Zweige und Blätter helfen bei Rückenleiden – man legt sie unter die Matratze.

Eberesche bringt Kraft; gilt als Heilbaum, hilft bei Kopf- und Gelenkschmerzen.

Flieder unterstützt Hellsichtigkeit und die mentale Welt.

Jasmin hilft bei der Meditation.

Kaktus zieht negative Energie ab.

Kastanie hilft gegen Gelenkschmerzen. In der Hosentasche oder Jacke mitführen und gelegentlich streicheln.

Lindenzweige im Haus bringen Geld.

Orchideen sind Glücksbringer. Aber nie ins Schlafzimmer stellen; sie saugen während des Schlafes menschliche Energie ab.

Palmen dienen der Reinigung.

Sonnenblumen stehen für neue Energien und Kräfte, bringen Motivation ins Arbeitszimmer, Ausgeglichenheit im Wohnzimmer.

Walnuss wirkt auf die Energie des Menschen negativ.

Weide hat eine Verbindung zu Gott, hilft bei Gebeten und Ritualen.

BEINE

- Bei geschwollenen oder schweren Beinen machen Sie sich zwei Wickel. Tragen Sie 25 g Bienenwachs (flüssig) und 25 ml Olivenöl auf Tücher auf, und umwickeln Sie die Beine damit - eine halbe Stunde einwirken lassen.
- Für eine bessere Durchblutung nehmen Sie ½ kg Honig, dem Sie circa 50 g geriebenen Knoblauch beigemischt haben, und lassen Sie ihn fünf Tage lang stehen. Nun können Sie davon dreimal täglich einen Esslöffel zu sich nehmen oder aber mit dieser Masse einen Wickel machen.

BESENREISER

Bei geplatzten Äderchen, Besenreisern und Hämatomen haben sich Umschläge mit Olivenöl und Morgentau bewährt.

BESETZUNG

Besetzungen durch ein fremdes Wesen sind gar nicht so selten. Sollten Sie in der Praxis einen solchen Fall haben, machen Sie Folgendes: Sagen Sie Ihrem Klienten, dass er eine Woche lang Diät halten muss - kein Fleisch, keinen Fisch, keine Milch und keine Eier, kein Weißmehl und keinen Zucker. Jeden Tag sollte jedoch Salbeitee getrunken werden und das Mantra »ooooong namooooo, guruuuuu dev namooooo« (*namas* bedeutet auf Litauisch »zu Hause«) mindestens 20 Minuten am Tag laut gesprochen werden. Zum eigenen Schutz sagt auch der Heiler ein paar Minuten am Tag das Mantra. Man fordert den Dämon auf, den Körper zu verlassen und bietet ihm eine Opfergabe an. Anschließend wird der Besessene mit Weihwasser abgewaschen.
Wenn Sie unsicher sind, sollten Sie gerade bei einem so heiklen Thema generell aber einen ausgewiesenen Fachmann hinzuziehen, der die Besetzung für Sie durchführt.

BESPRECHEN

Besprechen bedeutet hier das »Lesen von Gebeten«, egal, ob laut oder leise. Diese Methode ist äußerst wirksam und basiert auf der Kraft der Schwingungen; Worte sind Schwingung und können Wunder bewirken. Man kann durch Gebete heilen, Ereignisse steuern oder Beziehungen retten. Tiefste Empfindungen müssen dafür über die Schwingung der Worte nach außen geleitet werden.
Sie können sich mit Gebeten auch schützen, zum Beispiel vorsorgen, damit Sie gar nicht erst krank werden. Sind Sie schon krank, verwenden Sie Gebete zur Gesundung. Jedes ausgesprochene Wort erzeugt auch hier eine Schwingung und beinhaltet eine unsichtbare, feine Energie. Genau dies ermöglicht es uns, durch Gebete Energieflüsse auszugleichen und Heilung zu bringen oder uns Erleichterung zu verschaffen bei seelischen wie bei körperlichen Leiden.

BETTWÄSCHE

Da Bettwäsche Energien speichert, ist es sehr ratsam, die Bezüge öfter zu wechseln. Das Kopfkissen an sich sollte zudem alle zwei bis drei Monate gewaschen werden. Sobald Sie häufiger Kopfschmerzen verspüren, besorgen Sie sich ein neues Kissen.

BEZIEHUNG LOSLASSEN

Man teilt Beziehungen in drei Klassen ein, in

1. die lebendige Form, in der die Beziehung funktioniert,
2. die eingeschlafene Form, in der nicht alles verloren ging, jedoch einiges wiederbelebt werden kann, und
3. die tote Form, in der die Beziehung nicht mehr zu retten ist.

Wollen Sie sich von einer toten Beziehung lösen, stellen Sie sich Folgendes vor: Sie stehen im Licht und halten Ihren Expartner an der Hand. Nehmen Sie ihn in Gedanken mit auf einen Spaziergang. Nun stellen Sie sich vor, Sie öffnen eine Tür und lassen ihn alleine hindurchgehen; machen Sie diese Tür hinter ihm zu, und schließen Sie sie ab.

BIENENSTICHEN VORBEUGEN

Folgende Hausmittel schrecken Bienen ab:

- Legen Sie ein **Wegerichblatt** in Ihre Hemdtasche.
- Bestücken Sie **Zitronenscheiben mit Gewürznelken**, und legen Sie diese in Ihre Nähe.

BIOENERGIEKORREKTUR

Jeder Mensch besitzt eine körpereigene Energie, die durch die Meridiane fließt. Durch folgende Übungen können Sie diese Lebensenergie stärken und auch Ihre psychische Energie aktivieren.

Übung 1: Nehmen Sie sich täglich ein paar Minuten für sich, und üben Sie, an sich zu glauben. Stellen Sie sich vor, Sie können alles erreichen, was Sie sich wünschen. Stellen Sie sich auch vor, Sie haben bereits alles erreicht.

Übung 2: Strecken Sie alle Ihre Muskeln im ganzen Körper in verschiedene Richtungen, legen Sie sich anschließend auf den Boden und strecken Sie Ihre Beine, drehen Sie sich immer wieder um, mal auf den Bauch, mal auf den Rücken. Nach jedem Umdrehen gähnen Sie eine Minute lang. Setzen Sie sich, und konzentrieren Sie sich auf die Muskulatur Ihrer Hände und Füße. Führen Sie gedanklich die Energie von den Händen über die Arme und Schultern nach unten über die Oberschenkel, die Beine bis in die Fußsohlen. Versuchen Sie, alle Muskeln zu entspannen, und wiederholen Sie diese Übung zehn Mal.

Diese meisten Übungen können Sie überall durchführen, in der U-Bahn, zu Hause oder am Schreibtisch.

BLÄHUNGEN

Hat sich zu viel Gas im Darm angesammelt, führt dies unweigerlich zu Blähungen. Für diesen Fall sind **verschiedene Teemischungen** besonders geeignet. Wählen Sie ganz nach Geschmack zwei bis drei der nachstehend aufgeführten Komponenten für Ihren Tee aus:
Fenchel, Lavendel, Melisse, Löwenzahn, Baldrian, Rosmarin, Sanddornöl, Propolis, Aloe Vera und Süßholz sind - mehrmals täglich getrunken - bewährte Mittel gegen Blähungen.

BLASE

Blase und Niere reagieren »gerne« auf psychische Probleme und Stress.

- **Birken-, Melissen- und Baldriantee** sowie enzymhaltige Früchte wie Ananas oder Papaya empfehlen sich bei den genannten Beschwerden besonders.
- Bei Blasenschwäche verzehren Sie mehrere frische **Birnen** am Tag. Mit frisch ausgepresstem Zitronensaft steigern Sie die Wirkung noch zusätzlich.
- Auch **Geistheilung** kann bei Blasen- und Nierenbeschwerden hilfreich sein. Stellen Sie sich vor, dass Ihre Blase oder Ihre Nieren gesund sind. Oder Sie praktizieren das Handauflegen - beide Hände täglich zehn bis 15 Minuten lang an die Nierengegend halten; dies bewirkt eine Energieweiterleitung zu den Organen.

BLOCKADEN LÖSEN

- Pflanzen Sie einen **Baum**, wenn Sie Blockaden haben und diese loslassen wollen. Dadurch werden Sie mit dem Baumenergiefeld immer verbunden bleiben und gewinnen somit Energiereserven. Dies ist nicht etwa ein Aberglaube - solche Energiezusammenhänge lassen sich analysieren. Wird jemand, der einen Baum eingepflanzt hat, beispielsweise irgendwann krank, erkrankt dieser Baum zur selben Zeit. Asiatischen Völkern ist diese alte Weisheit heute noch geläufig.

- Komplette **Ölmassagen** sind geeignet, um sich wieder energiegeladen zu fühlen. Ist Ihnen diese Prozedur nicht möglich, tragen Sie zumindest etwas Öl auf Rücken und Fersen auf. Ergänzend können Sie ein Eichenblatt unter Ihr Kopfkissen legen, das Kraft spendet.

- Auch das Schneiden Ihrer **Haarspitzen** ist eine Methode, sich zu entlasten.

BLUTDRUCK

- Nehmen Sie bei erhöhtem Blutdruck dreimal täglich 30 ml **Aloe-Vera-Saft** ein.
- **Misteln**, in Tropfenform, als Tinktur oder als Tee angewendet, helfen hier auch.
- Außerdem empfiehlt es sich, einmal täglich eine **Orange** zu essen sowie dreimal wöchentlich **Erbsenbrei**.
- Eine alte Rezeptur der Ahnen sagt, man solle zwei Esslöffel **Maismehl** mit einem ½ Liter Wasser aufsetzen, das Ganze zehn Stunden lang ziehen lassen und hiervon täglich 100 ml zu sich nehmen.

BLUTEGEL

Die Verwendung eines Blutegels zu medizinischen Zwecken ist uralt. Durch seinen nahezu schmerzlosen Biss geraten verschiedene Stoffe in den menschlichen Körper, die entzündungshemmend und antibakteriell wirken. Bei Bedarf wenden Sie sich an Ihren Heilpraktiker.

BLUTREINIGUNG

- Essen Sie über einen Zeitraum von zehn Tagen täglich eine **Melone**. Der Saft reinigt Leber, Blut, Nieren, Galle sowie die Harnwege.
- Als Alternative empfiehlt sich eine **Blutegeltherapie**, die Sie mit Ihrem Heilpraktiker durchführen sollten.

BLUTWERTE VERBESSERN

Haben Sie schlechte Blutwerte, versuchen Sie folgende Rezeptur: Geben Sie 300 g Fisch- oder Lachsöl in einen Liter Weißwein, und stellen Sie die Masse, nachdem sie gut durchmischt wurde, für einen Tag in den Kühlschrank. Nehmen Sie dreimal täglich circa 40 ml davon ein.

BRONCHITIS

und Bronchialkatarrh, Verschleimung

➢ Gegen diese Leiden setzt man Fenchel, Kamille, Huflattich, Malve, Thymian und Propolis in Form von **Tee** einzeln oder gemischt ein.

➢ Als Alternative: **Zwei frische Eier braten** - in Schweinefett und Salz. Sind diese lauwarm, werden sie bis zu einer Stunde - mindestens eine halbe - auf die Brustpartie gelegt und zusätzlich mit einer Folie und einem Wolltuch abgedeckt. Am nächsten Tag wird der Vorgang im Rückenbereich wiederholt.

➢ **Senfsocken** oder **Käsesocken** sind ein altes Mittel gegen Bronchitis und Erkältungen. Einfach einen Teelöffel Senfpulver oder geriebenen Hartkäse in dickere Baumwoll- oder Schurwollsocken geben und diese anziehen - auch über Nacht.

➢ Ein **mit Jodtinktur gemaltes Netz** auf Brust und Rücken lässt die Energien im Körper fließen.

➢ Bevor Sie zu Bett gehen, empfehlen sich warme **Ölumschläge** auf Brust und Rücken in Form eines großen, in vorgewärmtem Olivenöl getränkten Badetuches.

BROTTRUNK

Die Zubereitung eines Brottrunks gehört in Russland zur Tradition. Er stärkt nicht nur das Immunsystem, sondern verleiht dem Körper ganz neue Kraft.
Sie benötigen circa ½ Kilo klein geschnittenes Schwarzbrot oder Zwieback, 20 g Hefe und 200 g Zucker. Gut vermischt wird alles in drei Liter gekochtes Wasser gegeben und drei Tage bei Zimmertemperatur stehen gelassen. Danach wird der Brottrunk abgesiebt und kühl getrunken.
Siehe auch Seite 32.

BRUSTSCHMERZEN

- Sehr viele Frauen leiden unter schmerzenden Brüsten - oftmals ausgelöst durch Stress. Hier helfen **Entspannungsübungen** oder **Yoga** sowie das Reduzieren von Kaffee, Nikotin, Zucker und Fett. Wichtig hingegen ist das Zuführen der Vitamine A und E.
- Als wirksam hat sich auch die Einnahme von **Nachtkerzenöl** und die gleichzeitige Verwendung von **Umschlägen** mit Rizinusöl und Heilerde erwiesen. Unterstützend bieten sich grüner Hafertee an sowie **Brustmassagen** mit Oliven- oder Rosenöl.
- Bei Brustschmerzen muss man allerdings zuerst zum Arzt gehen. Wird hier keine Ursache gefunden, könnte der Schmerz auf eine energetische Ursache in diesem Körperbereich zurückzuführen sein, eine Energieblockade. Um diese zu lösen, empfehlen sich **Kompressen** mit kaltem Sonnenblumenöl, die auf die Brustpartie aufgelegt werden.

BUCHWEIZEN

- Buchweizen gilt in Russland als Heilgetreide und wird meist zum **Abnehmen** verwendet. Er reinigt außerdem Magen und Darm. Man kocht 200 g Buchweizen in ½ Liter Wasser oder Kefir und isst den Brei über mehrere Tage verteilt.
- Um **Energie** aufzutanken, wendet man folgende Methode an: Man nimmt 100 g Buchweizen, legt ihn für 24 Stunden zum Einweichen in ½ Liter Wasser oder Kefir - gut vermischt wird der Brei sechs Mal über den Tag verteilt gegessen.
- Bei **geschwollenen Gelenken** legt man ein Buchweizensäckchen, gefüllt mit gerösteten Körnern, für längere Zeit auf diese Stellen.

CHAKREN

Jeder Mensch verfügt über sieben Energiezentren, Chakren genannt. Diese befinden sich nicht direkt im Körper, sondern stellen eine sogenannte Außenkraftenergie dar. Wer aurasichtig ist, kann diese Chakren auch visuell empfangen.

Chakren unterstützen unseren Körper - in bestimmten Abständen sind sie mit der Wirbelsäule verbunden. Jedes dieser sieben Energiezentren pulsiert auf der Frequenz einer speziellen Farbschwingung und steht mit einem Teil des Körpers in Verbindung.

Chakren haben die Funktion, bestimmte Energieschwingungen aus dem Universum zu absorbieren, um den Körper im Gleichgewicht gehalten.

Die nachfolgend aufgeführten Chakren besitzt jeder Mensch:

Herz-Chakra – Anahata

- stabilisiert Herz und Lunge und lindert Schmerzen
- steht für das Herz, die Bronchien, die Gelenke, dient der Schmerzlinderung und Harmonisierung

DIE CHAKREN IM MENSCHLICHEN KÖRPER

Chakra	Lage	Farbe	Edelsteine
Basis-/Wurzel-Chakra *(Muladhara)*	Steißbein	Rot	Rubin, Achat, Granat, Hämatit, Jaspis, Koralle, Obsidian, Rhodonit
Herz-Chakra *(Anahata)*	Brustkorbmitte	Grün/ Rosa	Rosenquarz, Aventurin, Chrysopras, Jade, Koralle, Malachit, Moosachat, Rhodonit, Peridot, Turmalin
Sakral-/Milz-Chakra *(Svadhisthana)*	Sexualorgane/ Unterbauch	Orange	Karneol, Feueropal
Nabel-Chakra *(Manipura)*	Nabel	Gelb	Topas, Bernstein, Kalzit, Tigerauge
Hals-/ Kehlkopf-Chakra *(Visuddha)*	Kehlkopf	Blau	Perle, Türkis, Amazonit, Aquamarin, blauer Edeltopas, Chalcedon, Opal
»3. Auge«/ Stirn-Chakra *(Ajna)*	Nasenwurzel	Indigo	Saphir, Lapislazuli, Sodalith
Scheitel-/ Kronen-Chakra *(Sahasrara)*	Scheitel des Kopfes	Violett / Weiß	Diamant, Amethyst, Bergkristall, Heliodor

- entsprechende Farbe: Grün / Rosa
- Stein: u. a. Jade

Stirn-Chakra – Ajna:

- regt die Lymphe an und stabilisiert die Psyche
- steht für die Nebenhöhlen, das ZNS, die Psyche
- entsprechende Farbe: Indigo
- Stein: u. a. Saphir

Kehlkopf-Chakra – Vishudha

- reguliert die Kontraktion von Muskeln und Gewebe
- steht für Schmerzlinderung
- entsprechende Farbe: Blau
- Stein: u. a. Opal

Nabel-Chakra – Manipura

- stabilisiert den Verdauungstrakt, die Leber, die Blase, die Nieren
- steht für das Nervensystem
- entsprechende Farbe: Gelb
- Stein: u. a. Tigerauge

Sakral-Chakra – Swadhisthana

- stabilisiert Psyche, lindert Psychosen
- steht für Arterien, Depressionen
- entsprechende Farbe: Orange
- Stein: Feueropal, Karneol

Scheitel-Chakra – Sahasrara, schwebend

- stabilisiert den Kreislauf, regt verschiedene Drüsen an
- steht für Spiritualität
- entsprechende Farbe: Violett / Weiß
- Stein: u. a. Bergkristall, Amethyst

Basis-Chakra – Muladhara

- lindert Durchblutungsstörungen
- steht für Erdung (Wurzel)

- entsprechende Farbe: Rot
- Stein: u. a. Granat

Ist ein Mensch erkrankt, liegt es sehr oft daran, dass verschiedene Energieblockaden in seinem Körper entstanden sind. Diese sind in den Chakren sichtbar, und aurasichtige Menschen empfangen diese Störungen visuell und wissen dadurch mehr über ihre Ursachen.
Krankheiten weisen uns in der Regel auf vernachlässigte Seiten unseres Lebens hin. Die Ursachen für eine Erkrankung liegen nicht selten in unserem Verhalten, die Ursache für eine Krankheit steckt also meist in uns selbst, denn das ganze Leben ist mit dem Geist verbunden. Deshalb ist es so wichtig, in einer reinen geistigen Verfassung zu sein. Der Geist muss gepflegt und sauber gehalten werden, und wir müssen nach den geistigen Gesetzen leben. Nur wenn wir unsere Schwachstellen auf dieser Ebene erkennen, gleichen sich die Energien in den Chakren wieder aus und unsere Auraschicht kann perfekt funktionieren. Hören wir jedoch nicht auf unseren Körper, entstehen Schwachstellen in den Chakren, was man »durchlöcherte Aura« nennt.

In den Energiezentren sind viele Informationen enthalten, die alle zusammenhängen. Alles ist miteinander verwoben wie in einem Spinnennetz – unsere Energie, unser Denken und unsere Handlungen. Was uns heute widerfährt, kann nach langer Zeit noch eine Auswirkung haben. So ist es auch mit den Chakren: Liegt hier eine Störung vor, fließt die körpereigene Energie nicht schnell genug, und es entstehen Energieblockaden sowie Stauungen, woraufhin dann andere Energiezentren nicht mehr ordnungsgemäß reagieren bzw. negativ beeinträchtigt werden.
Die Kraft, mit der diese sieben Chakren verbunden sind, nennt man Kundalini-Kraft (indisch). Sie fließt im Bereich der Wirbelsäule und versorgt den Körper mit Energie.

Die Chakrenenergie lässt sich zwar nicht einfach aktivieren, um wieder gesund zu werden, es ist aber immer einen Versuch wert, die Energie wieder anzuregen und fließen zu lassen, indem man die Chakren ausgleicht. Auch eine geistheilerische Behandlung kann diese Aufgabe erfüllen.

Chakrafalten: Es gibt verschiedene Methoden der Chakrenarbeit. Man kann Chakren beispielsweise versiegeln, indem man mit den Händen arbeitet. Ölen Sie hierzu beide Hände ein. Legen Sie sie dann nebeneinander auf einen Chakrabereich, und falten Sie die Chakren, indem Sie mit den Händen die Wellen spüren. Sie versuchen sozusagen, den Chakrabereich zu kneten, so wie Sie das auch mit einem Teig machen.

Verschiedene Faktoren beeinflussen die Chakren, unter anderem Musik, Lichttherapie und Auramassagen.
Bei einer (Licht-) Meditation beginnen vor allem die Chakren im Kopfbereich sowie diejenigen entlang der Vorderseite des Körpers, aktiver zu werden. Auch die Wirbelsäule als Energiebahn ist von Bedeutung. Sie sollten – für wärmeres Licht – den Raum leicht verdunkeln und eine Kerze anzünden. Dann legen Sie verschiedene, den Chakren zugeordnete Steine in einem Kreis von oben nach unten so aus, dass helle Steine oben liegen und dunkle unten. Zu Ihren Füßen legen Sie einen schwarzen Stein. Legen Sie sich nun zum Entspannen auf den Boden, und versuchen Sie, alle Chakren zu spüren und Licht durch diese fließen zu lassen.

Chakrenreinigung: Eine Chakrenreinigung ist genauso wichtig wie eine gesunde Ernährung. So können Sie alle Chakrenbereiche einmal wöchentlich mit Salz einreiben. Sie können auch eine Kerze anzünden und mit dieser den Körper reinigen – streichen Sie dafür vorsichtig mit der Kerze vor dem Körper entlang; fangen Sie am Kopf an, und ziehen Sie die Kerze vor sich her nach unten zu den Füßen.
Chakren sind Energiezentren, und so kann es passieren, dass immer wieder irgendwelche fremden Energien in die Chakren eindringen möchten. Um das zu verhindern, sollte man sich immer wieder einer Chakrenreinigung unterziehen. Somit werden die Energieverluste im Chakrabereich

AUFGABEN DER CHAKREN IM INTAKTEN …

Chakra	Hormon/Drüse	spirituelle Eigenschaft
Basis-/Wurzel-Chakra (Muladhara)	Cortison/Adrenalin, Nebenniere	Selbstwahrnehmung
Herz-Chakra (Anahata)	Thymosin, Thymusdrüse	Eigenliebe
Sakral-/Milz-Chakra (Svadhisthana)	Sexualhormone, Eierstöcke, Hoden	Selbstachtung
Nabel-Chakra (Manipura)	Insulin, Bauchspeicheldrüse	Selbstwertgefühl
Hals-/Kehlkopf-Chakra (Visuddha)	Thyroxin, Schilddrüse	Selbstdarstellung
»3. Auge«/ Stirn-Chakra (Ajna)	anregende Hormone der Hirnanhangsdrüse	Eigenverantwortung
Scheitel-/Kronen-Chakra (Sahasrara)	Melatonin, Zirbeldrüse	Selbsterkenntnis

... UND IM ENTGLEISTEN ZUSTAND

mögliche Krankheit

Darmentzündung, Verstopfung, Durchfall, Nierensteine, Blasenleiden, Hämorrhoiden, Blutdruckschwankungen, kalte Hände und Füße

Autoimmunerkrankungen, Brustkrebs

Zyklusstörungen, Zysten im Eierstockbereich, Prostataprobleme, Darmkrämpfe

Magen-, Darm- und Zwölffingerdarmgeschwüre, Erkrankungen der Bauchspeicheldrüse, Leber- und Gallenprobleme

Schilddrüsenprobleme, Asthma, Bronchitis, Probleme im Hals-Nasen-Ohren-Bereich, Zähne, Magersucht, MS

Sehstörungen, Kurz- und Weitsichtigkeit, Sehen von schwarzen Flecken/Punkten am Rand des Gesichtsfeldes, Migräne, Nasennebenhöhlenentzündung, Schnupfen

Depression, Schizophrenie, Epilepsie, Parkinson, senile Demenz

ausgeglichen. Man nimmt hierzu verschiedene Steine; am besten wäre es, wenn man Edelsteine besitzt. Diese Steine werden direkt auf die Chakren gelegt. Anschließend geht der Heiler mit seiner Hand auf die Chakrenbereiche und berührt den Stein. Nach ungefähr einer Viertelstunde werden die Steine weggenommen und in Wasser gelegt. Anschließend wird der Patient in ein Gebet eingeschlossen.

COLITIS

Hier empfiehlt sich das Trinken von ½ Liter Buttermilch drei- bis viermal täglich.

COMPUTER

Achten Sie immer darauf, dass Ihr Computer geerdet ist. Nehmen Sie hierfür einfach ein Stückchen Kupferdraht, und kleben Sie es an Ihren PC. Dies schützt übrigens auch Ihr Computersystem vor Überlastung.

DARMPROBLEME

- Darmstörungen können einem sehr zu schaffen machen. Als Ursache sind häufig die modernen Lebensumstände auszumachen. Um den Darm zu reinigen und auszugleichen, sollte man eine **Haferkur** durchführen, die zudem gleichzeitig der Anregung körpereigener Energie dient. Dafür kochen Sie eine Handvoll Haferkörner (keine Haferflocken, hier fehlt die positive Urenergie!) 15 Minuten lang in zwei Liter Wasser. Anschließend gießen Sie das Wasser in eine Schüssel, lassen es abkühlen, pressen nun noch den Saft einer Zitrone hinein und mischen etwas Honig unter. Dieses Haferwasser trinken Sie anstelle anderer Getränke über den Tag verteilt. Halten Sie diese Kur circa eine Woche lang durch, so wird die gesamte Körperenergie mobilisiert - Sie werden die Kraft spüren.
- Bei verschiedenen Darmbeschwerden hilft eine **Teezubereitung**. Sie haben die Wahl: Besonders zu empfehlen sind Fenchel, Baldrian, Brennnessel, Lavendel, Malve, Salbei, Frauenmantel, Wegwarte und Brombeere.
- **Süßholztee** ist sehr hilfreich, darf aber nur in Maßen genossen werden - das heißt, nur bis zu zwei Tassen täglich und keinesfalls länger als zehn Tage am Stück. Alternativ nimmt man **Bohnenschalentee** aus der Apotheke.

➢ Ein **Einlauf mit Kamillentee** hat sich bei Verdauungsproblemen bewährt. Sie geben 100 ml Kamillentee in einen Liter lauwarmes Wasser. Für den anschließenden Einlauf benötigen Sie noch ein spezielles, in der Apotheke erhältliches Gerät (für einen Liter).

➢ Gurgeln mit **Zitronenwasser** hilft auch bei Verdauungsbeschwerden - einfach den Saft einer frischen Zitrone in einen Liter Wasser geben und über den Tag verteilt mehrmals je einen Schluck zum Gurgeln nehmen.

➢ Sie können Ihre Bauchbeschwerden auch mit einer **Kerze** beheben - anzünden und bis zu zehn Minuten in die Nähe der Bauchdecke halten. Dananch die Kerze auslöschen - genau wie Ihre Beschwerden.

DEPRESSIONEN

Von Depressionen und Unruhezuständen sind viele Menschen betroffen, und meist entstehen diese Beschwerden durch ständigen Druck auf die Seele. Hier ist schnelle Abhilfe wichtig, um wieder ein normales Leben führen zu können.

➢ Bei Depressionen empfiehlt sich eine **Eireinigung**, siehe unter »Angst« auf Seite 30 und »Ei aus schamanischer Sicht« auf Seite 78.

➢ Helfen kann auch folgender Vorgang: Sie nehmen ein **Foto** von sich und stellen über Nacht ein Glas mit Wasser darauf. Sobald das Wasser unrein wird, hat es negative Energien aufgespürt. Wiederholen Sie den Vorgang zehn Tage lang; so können alle negativen Energien abgezogen werden.

➢ Frisch abgeschnittene und in Wasser gestellte **Birkenzweige** werden Ihnen helfen, die Probleme zu vergessen.

➢ Frisch gepresster **Kürbissaft** mit etwas Honig hilft bei depressiven Verstimmungen, wenn Sie über einen längeren Zeitraum täglich 200 ml davon trinken.

➢ Hier noch eine sehr alte Methode, die man vom Verstand her vielleicht nicht erklären kann, aber das Resultat ist gut - und das ist das Wesentliche. Man nimmt **drei Eimer**, wovon zwei nebeneinandergestellt werden. Den dritten füllt man mit Wasser und stellt ihn vor die Haustür, die beiden anderen werden zusammengebunden und fortgebracht - genauer gesagt, sie sollen verschwinden. Dann wird folgender Satz dazu gesprochen: »So, wie beide Eimer leer stehen, werden meine Depressionen, meine Trauer und meine Ängste vergehen.« Der mit Wasser gefüllte Eimer vor der Haustür bleibt so lange stehen, bis die Depression verschwunden ist.

DIABETES

Diabetes, im Volksmund Zuckerkrankheit genannt, ist eine Erkrankung der Bauchspeicheldrüse. Bei zu hohem Blutzucker sollten Sie sich unbedingt behandeln lassen, denn er kann zu Gefäßschäden führen. Diese krankhaften Gefäßveränderungen wiederum machen sich mit Gefühlsstörungen und Missempfindungen, Sehstörungen und Nierenfunktionsstörungen bemerkbar.

➢ Sehr geeignet zur unterstützenden (sie kann keinen Arzt ersetzen!) Therapie bei Diabetes ist **Bohnenschalentee**, den Sie in der Apotheke bekommen oder aber aus 30 g Bohnenschalen und einem Liter Wasser selbst zubereiten können. Die Schalen werden dazu nur mit dem heißen Wasser übergossen und zehn Minuten stehen gelassen. Hiervon wird ein Esslöffel voll mehrmals am Tag eingenommen.

➢ Selbstverständlich müssen Sie die Ernährungshinweise Ihres Arztes beziehungsweise Heilpraktikers beachten. Eine **Diät** mit ausgewogener Ernährung ist unumgänglich bei Diabetes. Meist hilft es auch, man isst weniger und dafür etwas öfter.

DURCHFALL

Durchfall an sich ist keine Krankheit, sondern eine Schutzeinrichtung des Körpers, die es ermöglicht, Krankheitserreger und Gifte abzuführen. Durchfall kann aber Ausdruck einer schweren Erkrankung sein. Dauert er länger als drei Tage an, sollten Sie unbedingt zum Arzt gehen.

- Bei Durchfall empfiehlt sich **Kartoffelsaft**, den man mehrmals täglich einnimmt, im günstigsten Falle ganz frisch gepressten!
- Eine **Haferkur** ist ebenfalls ratsam; zu lesen unter »Darmprobleme«.

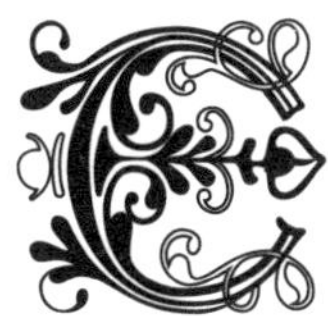

EDELSTEINE

Wie kaufe ich meine Edelsteine? Man kann die Edelsteine im Laden auspendeln oder in der Hand halten, um zu erspüren, ob diese Steine zu einem passen. Wenn die Steine warm werden, nehmen Sie diese mit. Wenn die Steine eine gute Energie aufweisen und zu Ihnen passen, werden sie Ihnen auch mitteilen, »dass sie Sie wollen«.

EDELSTEINBAD

Hier ist tatsächlich ein Bad mit verschiedenen Edelsteinen gemeint. Legen Sie, bevor Sie in Ihre Badewanne steigen, für eine Viertelstunde zehn verschiedene Edelsteine in das warme Wasser. So werden Mineralien und Kräfte freigesetzt, die Sie während des Bades aufnehmen können.

EHESTREIT

Bei Streitigkeiten mit dem Partner legen Sie zwei Lorbeerblätter in seine Hausschuhe. Dieser Vorgang wirkt energetisch und wird bald Ruhe ins Haus bringen.

EHE RETTEN

Ist eine Ehe kaum noch zu retten, sollten beide Partner zusammen zwei Bäume ihrer Wahl pflanzen, günstigstenfalls Eichenbäume.

EI

(aus schamanischer Sicht)

Eier stellen eine große Energiequelle dar. Ihnen wird daher im Schamanismus eine große Bedeutung beigemessen.

- Zur **Beseitigung negativer Energien** sollte man ein Ei beschriften. Nachdem man seinen Namen draufgeschrieben hat, legt man es für eine Woche in Kopfnähe ans Bett. So wird dem Körper alles Negative entzogen, das ihm von anderen Menschen gegeben wurde. Nach der Woche trägt man das Ei aus dem Haus und wirft es in ein fließendes Gewässer. Es darf nach dieser Woche keinesfalls mehr im Haus bleiben.
- Das folgende Verfahren aus dem russisch-schamanischen Bereich hilft gegen **Schmerzen**, die durch schleichende Krankheiten verursacht wurden, ebenso gegen Unruhe und **Stress** sowie bei **Warzen**: Man fährt mit einem rohen frischen Ei den ganzen Körper entlang, um ihn energetisch zu reinigen. Abschließend rollt man das Ei noch um die Stelle herum, die besonders schmerzt, und entsorgt es dann.
- Beim Thema »Angst« finden Sie eine wirksame alte Methode der **Eireinigung** mit einem Hühnerei und Wasser, die hilft, negative Energien abzu-

wenden, die Energie im Körper zu reinigen und auch seelisch die goldene Mitte zu finden. Das Ei ist durch seine Ursubstanz in der Lage, alles Negative aufzusaugen und abzutragen. Daher empfiehlt sich diese Methode als therapeutisch unterstützende Maßnahme auch bei Leiden wie

- Depressionen und Unruhezuständen,
- karmischen Belastungen,
- Migräne,
- Müdigkeit,
- Schlafstörungen,
- Beziehungsproblemen,
- Kinderlosigkeit,
- aber auch zur Reinigung jeglicher Räume und zur Messung des eigenen Karmas.

➢ Auch gekochte Eier werden zur Heilung verwendet, zum Beispiel bei Kindern, die an **Bronchitis** erkrankt sind. Hierfür werden die Eier mit Schmalz angebraten, gut gesalzen und eine Viertelstunde lang auf den Brustbereich des Kindes gelegt.

➢ Bei einem **Gerstenkorn** am Auge sollten Sie 8 bis 10 Minuten lang ein gekochtes und gepelltes Ei in lauwarmem Zustand um das Auge rollen. So werden die Schmerzen entzogen, und das Gerstenkorn verschwindet meist schnell.

➢ Sogar für **Liebesrituale** eignet sich das Ei. Nachdem man den Namen der/s Liebsten auf ein frisches Ei geschrieben hat, gibt man es in einen Strumpf, tritt dreimal mit einem angezogenen Schuh darauf und dreht sich dreimal hin und her. Daraufhin meldet sich der Partner schneller. (Mir wurde schon mehrfach zugetragen, dass dies doch Matsch gebe. Ja, das ist richtig – aber dieser Matsch hat schon vielen geholfen!)

➢ Mit Eiern lässt sich auch Schadenszauber veranstalten, aber dies sollte man natürlich nicht praktizieren, denn nur, wenn man nach karmischen Gesetzen lebt und keinem Menschen schadet, hat man selbst ein reines Gewissen, und schon alleine das bewahrt einen selbst vor Unheil.

Eireinigung durch Chakrenausgleich: Der Ausgleich der Chakren (Energiezentren im Körper) ist unter russischen Heilern eine weitverbreitete Methode. Beginnen Sie mit dem Reinigungsprozess ab dem 9. Tag nach Vollmond. Nehmen Sie eine kleine Glasschale, füllen Sie diese mit kaltem Wasser und schlagen Sie ein frisches Hühnerei hinein. Die Schale nehmen Sie dann mit beiden Händen hoch und lassen sie gegen den Uhrzeigersinn um die Energiezentren kreisen, beginnend am obersten Chakra (Kopf) und dann nach unten alle sieben Chakren weiter durchgehend. Je nach Gefühl des Heilers wird vier- bis neunmal gekreist. Zum Schluss muss die Schale ans Bett gestellt werden und dort die ganze Nacht bleiben, bis sie am nächsten Morgen in die Toilette ausgeleert wird. Diesen Vorgang wiederholt man sechs bis sieben Tage lang.

EIGENE ENERGIE ÜBERPRÜFEN

Sind Sie am Stand Ihrer eigenen Energie interessiert? Machen Sie ein Experiment mit einem Glas frischer Milch: Kreisen Sie mit einem frisch gewaschenen Finger zehn Minuten lang darin. Wird die Milch sauer und dick, sind Sie unbelastet - sollte die Milch klar bleiben, stimmt etwas nicht.

EKZEME

Ekzeme entstehen oft durch psychische Probleme. Wichtig ist, erst die Ursache der Probleme zu erkennen und daran zu arbeiten. Die Symptome lassen sich wie folgt beseitigen:

- Reiben Sie gleich nach dem Aufstehen die betroffenen Stellen mit Ihrem **Morgenspeichel** ein.
- Eine Alternative bietet **Wasser mit etwas Zitronensäure**, mit dem Sie die betroffenen Stellen abwaschen - oder auch mit **Kaffee**.

- Eine alte Methode ist das **Natriumkarbonat-Bad.** Drei Esslöffel Natriumkarbonat gibt man in fünf Liter warmes Wasser - das Bad 20 Minuten genießen und anschließend die betroffenen Stellen mit Olivenöl einreiben.
- Auch **Blutegel** sind hilfreich bei Ekzemen; man setzt täglich einen Egel neben das Ekzem und lässt ihn saugen, oder man besorgt sich Blutegelsalbe in der Apotheke.
- Sogar **Teer,** der auf die betroffene Stelle geschmiert wird, ist wirksam. In Russland nimmt man Birkenteer, denn aus dem Holz der Birke wird Papier hergestellt. Sie selbst können Teer auch selber herstellen. Verbrennen Sie ein Blatt Papier auf einem Keramikteller, und schütten Sie dann die Asche weg. Die gelbe Masse, die sich auf dem Teller gebildet hat, ist der Teer, den Sie benötigen.
- Falls nichts geholfen haben sollte, besorgen Sie sich **Muschelmehl** und pudern damit die Ekzeme.

EMOTIONALES HEILEN

Viele Energieblockaden im Körper können durch *emotionales Heilen* beseitigt werden, das verschiedene Komponenten beinhaltet. Der Heilende arbeitet sozusagen mit der Psyche durch Botschaften, die aus dem Kosmos empfangen und durch das Handauflegen weitergeleitet werden. Verfügt der Heilende über genügend Kraft, bemerkt er bei dieser Therapie verschiedene Reinkarnationen des Patienten und erkennt Energien, die sogenannten astralen Wesen, die an unserer Aura kleben. Diese Wesen können ins Licht geführt werden, so dass sie den Patienten nicht weiter belasten.

Um diese Seelenreinigung zu beherrschen und Energien/Wesen erkennen sowie befreien zu können, bedarf es sehr viel eigener Energie. Man muss über Hellsicht und eine ausgeprägte Sensitivität verfügen.

ENGEL

Engel kann man riechen, sehen oder hören. Viele Menschen können Engel auch visuell empfangen, so dass sie Lichter oder Lichtgestalten sehen. Manche Menschen hören Engel sprechen, auch in Visionen, andere wiederum erhalten ihre Botschaften in der Meditation.

»Engel« bedeutet »Bote« oder »Vermittler« und stammt aus dem Griechischen. Engel sind die Botschafter zwischen den Welten oder zwischen Gott und uns. Sie kennen weder Zeit noch Raum und können deshalb gleichzeitig an verschiedenen Orten sein; sie sind in allen Farben und Gestalten vorstellbar, sind Energien, die uns begleiten; erst nach Ihrer Begegnung mit einem oder mehreren Engeln wird Ihre Welt wirklich farbenprächtig aussehen! Das werden Sie gleich nach dem ersten Engelkontakt erleben.

Engel sind in vielen Kulturen bekannt, und alle großen Weltreligionen glauben an ihre Existenz. Die sieben Erzengel, von denen im Alten Testament drei namentlich aufgeführt werden, stehen Gott am nächsten; es sind Michael, Gabriel und Raphael - der vierte Engel heißt Uriel. Sie sind von der Kirche anerkannt, das Vertrauen in ihre Existenz ist ungebrochen. »Mögen die Engel des Herrn euch mit ihrem besonderen Schutz begleiten ...«

Jeder Mensch, der ein offenes Herz und ein reines Gewissen hat, kann versuchen, Kontakt zu seinem eigenen Schutzengel herzustellen. Denn Ihr Schutzengel wird Ihnen bei allen Problemen zur Seite stehen und hilft in den schwierigsten Situationen. Schutzengel begleiten uns durch unser ganzes Leben. Auch wenn ein Mensch zu rational denkt, so hört er doch seine innere Stimme, den Schutzengel, der zu ihm spricht, wenn er Trost braucht. Wir alle haben diesen Engel schon einmal irgendwie gespürt, wenn er seine schützende Hand über uns gehalten hat. Auch Papst Johannes Paul II. war fest davon überzeugt, dass es Engel gibt als Boten zwischen Mensch und Gott.

Engel sind immer in unserem Leben zugegen und begleiten uns, auch wenn wir es nicht sehen oder fühlen, sie lassen uns nie im Stich. Ich persönlich arbeite stets mit ihnen!
Treten auch Sie mit Ihrem Schutzengel in Verbindung! Ob es sich um Liebe, Gesundheit, Beruf, Abwehr, seelisches Leid, Trauer oder was auch immer handelt, Ihr Engel hilft Ihnen in jeder Lebenslage.

Tierkreiszeichenengel: Es gibt für jedes Sternzeichen spezielle Engel, mit denen man kommunizieren und arbeiten kann. Einige Engelnamen sind den Sternzeichen und Tierkreiszeichen bereits seit Tausenden von Jahren zugeordnet:

Steinbock

- Hanael, der Engel der Sehnsucht, sagt: »Lerne, was der Seele wirklich nutzt und was nicht. «
- Der Schutzengel ist der Engel der Erkenntnis. Erkennen Sie das Gesetz des Karmas.
- Der Wesensengel ist der Engel der Arbeit.
- Der Liebesengel ist der Engel der Lösung.

Wassermann

- Gabriel, der Engel der Erkenntnis und des Friedens, sagt: »Ich erkenne.«
- Der Schutzengel ist der Engel der Selbstverwirklichung.
- Der Wesensengel ist der Engel der Sprache.
- Der Liebesengel ist der Engel der Musik.

Fische

- Barchiel, der Engel der Balance und des Glaubens, sagt: »Finde die rechte Balance zwischen dem, was du gibst, und dem, was du nimmst.«
- Der Schutzengel ist der Engel der Unschuld.

- Der Wesensengel ist der Engel des Mitgefühls.
- Der Liebesengel ist der Engel der Unterscheidungskraft.

Widder

- Machidiel, der Engel der Berührung, sagt: »Halte still, und spüre dich.«
- Der Schutzengel ist der Engel des Friedens.
- Der Wesensengel ist der Engel des Mutes.
- Der Liebesengel ist der Engel der Harmonie.

Stier

- Asmodel, der Engel des Herzens, sagt: »Öffne dein Herz.«
- Der Schutzengel ist der Engel der Einfühlungsgabe.
- Der Wesensengel ist der Engel der Kraft.
- Der Liebesengel ist der Engel der Hilfsbereitschaft.

Zwillinge

- Ambriel, der Engel des Denkens, sagt: »Prüfe, ob du frei bist.«
- Der Schutzengel ist der Engel der Freude.
- Der Wesensengel ist der Engel der Zuversicht.
- Der Liebesengel ist der Engel der Wahrheit.

Krebs

- Muriel, der Engel des Gefühls und der Vergebung, sagt: »Vergib und erfahre, wie dir vergeben wird.«
- Der Schutzengel ist der Engel des Erfolges.
- Der Wesensengel ist der Engel der Geduld.
- Der Liebesengel ist der Engel des Friedens.

Löwe

- Verchiel, der Engel der Willenskraft, sagt: »Fürchte dich nicht.«
- Der Schutzengel ist der Engel der Meditation.

- Der Wesensengel ist der Engel der Aufrichtigkeit.
- Der Liebesengel ist der Engel des Lichts.

Jungfrau

- Hamaliel, der Engel der Analyse, sagt:
  »Erkenne die Botschaft der Engel.«
- Der Schutzengel ist der Engel der Vergebung.
- Der Wesensengel ist der Engel der Ordnung.
- Der Liebesengel ist der Engel der Schönheit.

Waage

- Uriel, der Engel der Gaben, sagt: »Gleiche aus, und sei dankbar.«
- Der Schutzengel ist der Engel des rechten Willens.
- Der Wesensengel ist der Engel der Fülle.
- Der Liebesengel ist der Engel der Ausdauer.

Skorpion

- Barbiel, der Engel der Wünsche, sagt:
  »Wünsche dir das, was anderen dient.«
- Der Schutzengel ist der Engel der Sanftmut.
- Der Wesensengel ist der Engel der Wiedergeburt.
- Der Liebesengel ist der Engel der Weisheit.

Schütze

- Adnachiel, der Engel des Geistes und des Sehens, sagt:
  »Öffne deinen Geist.«
- Der Schutzengel ist der Engel der Klarheit.
- Der Wesensengel ist der Engel der Spiritualität.
- Der Liebesengel ist der Engel der Toleranz.

ENTSPANNUNG

➢ Zur Entspannung pressen Sie eine frische **Gurke** aus und reiben damit Füße, Hände und Gesicht ein. Zusätzlich legen Sie einige Gurkenscheiben auf den Augenbereich.

➢ Sehr entspannend wirkt ein **Sandbad** am Meer, so Sie die Möglichkeit dazu haben. Legen Sie sich in den warmen und weichen Sand, decken Sie sich bis zur Hüfte mit ihm zu und bleiben Sie zehn Minuten so liegen. Das bringt Kraft und Unternehmungslust.

➢ Empfehlenswert ist, ein **Kräuterbad** zuzubereiten aus 50 g Kamille, 50 g gemischten Waldkräutern und je 15 bis 20 g Weihrauch und Salbei. Oder Sie stellen sich aus diesen Zutaten ein wohltuendes **Kräuterkissen** her.

➢ Auch ein viertelstündiges **Zinnkrautbad** hilft gegen Verspannungen und dient zudem der Entwässerung.

➢ Einen weiteren interessanten Tipp finden Sie auch unter »Baden«.

ENTGIFTUNG

Der Körper sollte von Zeit zu Zeit entgiftet werden, um auf Dauer die Gesundheit zu erhalten, denn durch Umweltbelastungen und eine ungesunde Ernährung wie auch durch Stress, Frust und Ärger wird der Körper übersäuert.

➢ Die Entgiftung des Gewebes ist leicht durchzuführen. Hierfür empfiehlt sich eine **Rettichkur**. Nehmen Sie dreimal täglich 30 ml Rettichsaft ein, nachdem Sie 10 kg Rettich als Saft gepresst haben (ergibt sechs Liter). Nach dieser 10 kg-Kur, die über circa zwei Monate reicht, ist Ihr Körper wieder intakt. Der Saft muss während dieser Wochen kühl gelagert werden!

➢ Möglich ist auch eine Entgiftung über die Haut mittels eines **Honigwickels**. Sie verdünnen 100 g Waldhonig mit 30 ml Milch und mischen

30 g flüssiges Wachs unter. Nachdem Sie den ganzen Körper damit eingerieben haben, streichen Sie den Rest auf Handtücher unterschiedlicher Größe und wickeln diese anschließend um Rumpf und Extremitäten, wo sie eine Viertelstunde verbleiben. Danach sollte lange und gründlich geduscht werden.

➢ Der **Quarkwickel** funktioniert genauso, nur dass Sie anstelle des Honigs Quark verwenden. Auch **Öl- oder Kräuterwickel** sind gute Alternativen.

➢ Über die Schleimhäute entgiftet man mit einer alten russischen Methode, dem **Ölziehen:** Nehmen Sie mehrmals täglich einen Schluck Öl in den Mund, und saugen Sie dieses so lange hin und her, bis die Kaumuskeln nicht mehr mitmachen - das Öl anschließend ausspucken.

ENTSÄUERN

Bei Schmerzen der Muskeln oder des ganzen Körpers empfiehlt sich ein **Basenbad,** besonders am Morgen gleich nach dem Aufwachen. Dafür wird einfach Basenpulver in die Badewanne gegeben. Fragen Sie Ihren Apotheker!

ENTSCHLACKEN

Stellen Sie eine Pyramide aus Holz oder Stein auf Ihr tägliches Glas Wasser, und lassen Sie sie wirken, günstigstenfalls zwei bis drei Stunden lang an einem sonnigen Plätzchen. Trinken Sie das Wasser dann schluckweise über den Tag verteilt.

ENTZÜNDUNG

➢ Entzündungen können durch **Enzyme** gehemmt werden, die beispielsweise in **Ananas oder Papaya** enthalten sind.
Zum Thema »Enzymtherapie« finden Sie reichlich Literatur - fragen Sie bei Bedarf Ihren Heilpraktiker.

- Eine Entzündung kann auch durch eine Energiebehandlung schnell gelindert werden. Unsere Vorfahren setzten auf entzündete Stellen eine **lebende Kröte**, die durch ihre eigene Energie eine entzündungshemmende Wirkung hat und somit Rötungen und Schmerzen mildert. Nach letzten medizinischen Erkenntnissen wurden die entzündungshemmenden Stoffe von Krötenhaut nochmals bestätigt. Leider ist die Anwendung mit einer lebenden Kröte heute aber kaum mehr möglich.

Entzündungen im Mund- und Rachenraum:

- Zu empfehlen ist das **Gurgeln** mit Kamillen-, Thymian-, Frauenmantel-, Salbei- oder Schafgarbentee.
- Alternativ eignet sich die **Ölzieh-Methode**, bei der Sie mit einem Schluck reinem Pflanzenöl den Mundraum fünf Minuten lang spülen sollten. Anschließend spucken Sie das Öl aus und wiederholen den Vorgang mindestens zehn Mal täglich.

ENERGIE

Sich ausgelaugt fühlen deutet meist darauf hin, dass andere Personen Sie energetisch »ausgesaugt« haben.

Menschen werden in verschiedene Energietypen eingeteilt: Energievampire, Energiespender und Energieverteiler. Sind Sie ein Spender, fühlen Sie sich ständig müde und sind ein guter Zuhörer. Sind Sie ein Sauger, erzählen Sie meist von Ihren Problemen und können schlecht zuhören, denn davon werden Sie müde. Verteiler vertragen beides, sie sind gute Zuhörer und Erzähler.

Woran erkennen Sie, dass Sie ausgesaugt wurden?
Die ersten Symptome sind Schulterschmerzen, Gähnen und fehlende Energie. Sie sollten nun viel Licht in die Wohnung lassen, denn das Sonnenlicht

bringt Energie. Auch Sonnenblumen spenden Trost und Kraft. Deshalb sollten Sie, wenn möglich, ein Feld aufsuchen, auf dem Sonnenblumen wachsen. Tanken Sie dort auf, oder nehmen Sie mindestens eine Sonnenblume mit nach Hause.

Gehen Sie auch zu einem Ort, an dem Sie alleine sind; schreien Sie dort so laut, wie es geht. Das entspannt und baut negative Spannungen ab.

Energieausgleich für den eigenen Körper: Vielleicht wissen Sie durch meine Bücher zum Thema Karma- und Reinkarnationslehre schon etwas über Karma. Dort habe ich erklärt, dass die gesamte Lebensenergie des Menschen von den Fußsohlen und vom siebten Halswirbel kommt. Dieser siebte Halswirbel ist bei Menschen, die über 40 Jahre alt sind, ziemlich ausgeprägt.

So sollten Sie, um die körpereigene Energie auszugleichen, so oft wie möglich barfuß laufen. Befeuchten Sie auch mehrmals täglich Ihre Fußsohlen und den siebten Halswirbel mit kaltem Wasser. Dafür benutzen Sie zwei nasse Tücher; das eine legen Sie auf den Boden und stellen die Füße darauf, das andere legen Sie sich auf den Nacken-/Schulterbereich. Anstatt Wasser kann auch Öl verwendet werden.

Sicherlich haben Sie schon einmal bemerkt, wie Sie während einer Unterhaltung müde wurden und zu gähnen begannen. Vielleicht haben Sie sich schon mal unwohl gefühlt, wenn sich Ihre Gastgeber gestritten haben. Wenn Sie öfter in ein Haus gehen, in dem viel gestritten wird, fühlen Sie sich dann wie eine ausgepresste Zitrone? Fühlen Sie sich unwohl beim Einkaufen oder bei Veranstaltungen, auf denen viele Menschen anwesend sind? Dann sollten Sie sich schützen, damit Ihr Ätherkörper nicht durchlöchert wird! Barfuß über einen Rasen zu laufen bringt besonders viel Energie, oder schneiden Sie jeden Monat Ihre Haarspitzen ab, damit negative Einflüsse beseitigt werden.

Energieausgleich für Räume: Im Laufe der Zeit sammelt sich Negatives in sogenannten »Energiefeldern«, die dann die Bewohner oder Besucher negativ beeinflussen können. Jemand hat sie dort abgeladen und einfach »liegengelassen«.

Um dies in Ihren Wohnräumen zu verhindern, führen Sie zweimal jährlich eine **Salzreinigung** durch. Alle Räume im Haus können durch Salz energetisch ausgeglichen werden, denn es hat die Fähigkeit, alle negativen Einflüsse aufzusaugen. Füllen Sie einfach normales Speisesalz in mehrere Glasschalen, und verteilen Sie diese in all Ihren Räumen. Dort sollten sie sechs Wochen lang stehen bleiben; anschließend wird das alte Salz durch neues ausgetauscht.

Energieausgleich durch eine Kerze: Mit einer weißen Kerze können Sie all Ihre Räume nicht nur reinigen, sondern auch ausgleichen. Dazu zünden Sie einmal monatlich eine Kerze an, nehmen diese in Ihre rechte Hand und gehen damit im Uhrzeigersinn durch alle Räume. Zum Schluss lassen Sie die Kerze abbrennen und lüften die Räume dann gründlich, damit die gebundene, negative Energie entweichen kann.

Energetische Reinigung: Sollten Sie merken, dass Sie magisch belastet sind - zum Beispiel verspüren Sie Kopfschmerzen oder Energielosigkeit -, führen Sie sofort eine energetische Reinigung durch.

Nehmen Sie hierzu ein Foto von sich, und legen Sie einen Bergkristall darauf. Lassen Sie dieses Foto mehrere Tage lang liegen. Nehmen Sie dann ein zweites Foto von sich, und stellen Sie ein Glas Wasser darauf. Lassen Sie das Glas so lange stehen, bis das Wasser verdunstet ist. Um sich weiterhin auf Dauer zu schützen, nehmen Sie einen Zettel und schreiben darauf Ihren Namen, Ihr Geburtsdatum und das Wort »Schutz«. Zeichnen Sie dazu vier Kreuze auf den Zettel, und rollen Sie ihn als Röhrchen zusammen. Umwicklen Sie den Zettel anschließend mit einem roten Zwirn oder Faden, und hängen Sie ihn damit an eine Eiche. (Mehr dazu finden Sie in meinem Buch *Die Geheimnisse der Liebesmagie - 10 x 13 lichtvolle Rituale*, siehe Literaturverzeichnis.)

Energiereinigung durch Getreide: Der Körper kann auch mit Körnern gereinigt werden, die, wenn sie noch nicht geschält sind, eine gute Schwingung und viel Energie besitzen, die sie auf den Körper übertragen. Außerdem nimmt Getreide negative Energien auf, nachdem es seine positive Schwingung abgegeben hat.
Sie müssen lediglich 200 g Getreide Ihrer Wahl auf die Matratze geben, das Bettlaken darüberlegen und sieben Nächte lang darauf schlafen. Anschließend werden die Körner entsorgt - niemals verspeist!

Energiereinigung durch Rauch/Weihrauch: Ebenso möglich ist eine energetische Reinigung des Körpers durch Räucherung; am besten hat sich Weihrauch bewährt. Man legt etwas Weihrauchharz in einen Esslöffel und heizt ihn mittels einer Kerze auf. Sobald das Harz zu dampfen beginnt, räuchert man im Uhrzeigersinn fünf Minuten lang um den Körper herum. Dazu kann man ein Gebet sprechen.

Energieschutz für jeden Tag

- Um sich zu schützen, sollten Sie bei sich selbst beginnen. Versuchen Sie, gütig, offenherzig, positiv denkend und ausgeglichen zu werden beziehungsweise zu bleiben - nicht zu egoistisch oder neidisch.
- Seien Sie optimistisch, und versuchen Sie, nie die Hoffnung zu verlieren. So werden Sie jede energetische Aggression entkräften. Krankheiten, wie zum Beispiel Asthma, Rheuma, Psoriasis, Diabetes, Krebs oder Depressionen, kommen durch energetische Aggressionen zustande, schwächen das Immunsystem und zerstören die Aura. Somit wird der Mensch Opfer eines energetischen Vampirs.
- Bleiben Sie unabhängig, und glauben Sie an Ihre Kräfte. Versuchen Sie, die wichtigen Ereignisse Ihres Lebens in der Hand zu behalten; so bleiben Sie geschützt. Die Selbstständigkeit eines Menschen erhöht den Schutz gegen Energievampire.
- Selbstliebe und Selbstglaube bieten sicheren Schutz gegen Energievampire. Wer an sich glaubt, multipliziert das eigene Energiepotenzial.

Beispiel: Ein professioneller Läufer wurde gebeten, drei Kilometer zu laufen. Seine erreichte Zeit lag bei 16 Minuten. Die Experimentleiter sagten ihm, dass die Laufzeit bei anderen Sportlern seiner Altersklasse doppelt so gut war. Das Experiment wurde am nächsten Tag wiederholt, und der Läufer verbesserte seine Laufzeit auf acht Minuten.

➢ Vertrauen und schätzen Sie sich selbst; das schützt Ihre vorhandene Energie. Treiben Sie etwas Sport, lieben Sie Ihren Körper und fühlen Sie sich stark. Tragen Sie bequeme Kleidung. Versuchen Sie, immer emotional stabil zu bleiben, und meditieren Sie. Sollten Sie etwas Negatives erleben, zum Beispiel verraten werden, bringen Sie Ihre Gefühle zu Papier, und verbrennen Sie den Zettel. Dadurch können Sie negative Energien abschütteln.

Energiesuppe:

- ½ l Hühnerbrühe
- 100 g Bohnen, grün
- 80 Pilzhüte
- 4 Kartoffeln
- 1 Rettich
- 1 rote Paprika
- 1 Tomate
- 100 g Schmand
- Gewürze nach Geschmack

Kochen Sie die gesamten Zutaten 30 Minuten lang. Die Paprika wird zum Schluss zugegeben.

Energiezufuhr: Es gibt spezielle Tage, an denen man besonders leicht und gut Energie tanken kann. Das sind

- bei Frauen der Mittwoch, Freitag und Samstag,
- bei Männern der Montag, Dienstag und Donnerstag.

Für von **Oktober bis März Geborene** ist vom 4. bis 11. Tag eines jeden Monats nur eine schwache Energie zu verzeichnen.
Für von **April bis September Geborene** ist vom 16. bis 22. eines jeden Monats nur eine schwache Energie zu verzeichnen.
An diesen Tagen sollten keine Heilungen vorgenommen werden!

Energieaustausch: Treten Menschen - wie auch immer - in Kommunikation zueinander, beginnen sie, ihre Energien untereinander auszutauschen. Wird man angeschrien, bekommt man eine negative Energie vom Absender übermittelt, reagieren Sie auch schreiend, schicken Sie damit Ihre eigene Negativität nach außen. Es ist also sehr wichtig, darauf zu achten, dass man keine fremde Negativität aufnimmt. Beachten Sie: Sie werden keine fremde Negativität annehmen, wenn Sie keine aussenden. Ärgert Sie jemand, versuchen Sie, sich nicht aufzuregen, sondern sagen Sie zu sich: »danke«. Das schützt Sie vor allem Negativen!
Es gibt noch eine gute Methode, mit der man sich vor negativen Menschen schützen kann. Unter dem Motto »Vorbeugen ist besser als heilen« kapseln Sie sich einfach von den negativen Menschen ab, die Sie beneiden oder angreifen. Sie können sich vorstellen, dass Sie diesen Personen immer wieder etwas Materielles schenken. Das sollten große, teure Gegenstände sein wie Autos und Häuser. Indem Sie gedanklich solche Geschenke machen, kapseln Sie Ihre eigene kostbare Energie ab, und niemand wird Sie mehr angreifen können.

Energie tanken: Über unsere Chakren, die Energiezentren, die in unserem Ätherkörper vorhanden sind, beziehen wir Energie aus dem Universum. Alle sieben Chakren sollten immer offen bleiben - nur so bleibt auch der Körper gesund. Da wir auch Energie aus unserer Umgebung ziehen, müssen ebenso die Umweltenergien ausgeglichen werden. Dafür stellen Sie **Eichen- und Birkenzweige** in Ihren Wohnräumen auf - diese gleichen die Energien im Raum aus, da sie eine eigene Schwingung besitzen.

- **Autogenes Training** - in diesem Fall Entspannung bei sanfter Musik und die Vorstellung, in rotem Licht zu baden - ist eine weitere Möglichkeit, um Kraft zu tanken.
- **Heilstein-Essenzen** werden nur aus reinsten Heilsteinen und bestem Quellwasser hergestellt. Sie sind energievolle Konzentrate bestimmter Therapiesteine, die in den feinstofflichen Mikrokosmos bestimmter Blockaden eindringen und diese lösen. Mehrere Essenzen können hier gemischt werden und dann als Konzentrat direkt eingenommen werden - oder Sie vermischen in einer weiteren Flasche verschiedene Essenzen zu Elixieren und tragen diese auf die Haut auf.
- Essenzen und Elixiere sind morgens auf nüchternen Magen einzunehmen, mittags vor dem Essen, nachmittags und abends vor dem Schlafengehen mit je fünf Tropfen auf einem Löffel oder direkt mit der Pipette auf die Zunge. Ein Stück Zucker dazu empfiehlt sich, da es die Wirkung verstärkt und die Kräfte gleichmäßig im Organismus verteilt. Diabetiker nehmen diesen Zucker nicht, sondern lassen die Tropfen vor dem Schlucken einen Moment lang im Mund wirken. Jeder gut sortierte Esoterikladen führt diese Heilsteinessenzen.
- Das **Lichtduschen** ist auch eine einfache Methode, sich mit Energie aufzuladen, sie zu tanken. Sie stellen sich mit geschlossenen Augen unter den Wasserstrahl der Dusche und halten dabei Ihre Hände gefaltet. Dabei stellen Sie sich vor: Ein heller Lichtstrahl leuchtet von oben auf Ihren Kopf und dringt langsam in Ihren Körper, von oben nach unten. Sodann stellen Sie sich vor, wie negative Energien aus dem Körper herausgespült werden und gleichzeitig gute neue Energien in Sie hinein: Sie tanken auf. Rasch wird diese Methode eine positive und erholsame Wirkung zeigen.
- Beim **Baden** ziehen wir viel Energie aus dem Wasser. Beim Duschen passiert ein umgekehrter Effekt - die vielen kleinen Tropfen Wasser tragen viel Energie von uns ab.

Noch mehr Energie tanken

- Geben Sie 100 ml **Apfelessig** oder **Birkentee** in fünf Liter Wasser, und waschen Sie Ihre Extremitäten damit ab. Dies wirkt sofort erleichternd; der Körper gewinnt an Energie.
- Zu diesem Zweck können Sie auch abends Ihre Fersen mit etwas **Zitronensaft** und **Knoblauch** einreiben; dies reinigt die Aura und schenkt dem Körper neue Kraft.
- Bewährt hat sich auch **Ingwer-Wasser.** Kochen Sie dafür zwei Liter Wasser ab, geben Sie eine Karotte, eine Kartoffel und drei Scheiben Ingwer hinzu, und lassen Sie die Brühe eine Viertelstunde lang kochen. Diese trinken Sie anstelle anderer Getränke über den Tag verteilt. Besonders empfiehlt sich eine zweiwöchige Kur hiermit.
- **Baden anstatt Duschen** ist auch eine Alternative. Fließendes Wasser über dem Körper spült zwar schlechte Energien weg, jedoch auch gute. Nur ganz von Wasser umgeben, wie auch beim Schwimmen, führt dieses dem Körper Energie zu.

ENTWÄSSERN

- Zum Entwässern empfiehlt sich Zinnkrautsaft, jedoch ist vor der Einnahme unbedingt der Arzt zu befragen!
- Zur äußerlichen Anwendung empfiehlt sich ein Maisbad, das aus einem Kilo Maismehl und zehn Litern Wasser besteht. Sie kochen die Zutaten in einem großen oder je zwei kleineren Töpfen ab oder geben, wenn das Kochen nicht möglich sein sollte, das Mehl direkt in das lauwarme Wasser. Dann mit heißem Wasser auffüllen und warten, bis es sich etwas abgekühlt hat.

EPILEPSIE

Diese Krankheit ist bis heute nicht ganz geklärt, und es gibt bislang kaum Heilungen. Epileptische Anfälle lassen sich jedoch reduzieren.

➢ Die Anfälle lassen sich dank einer alten russischen Methode mit **Tauwasser** oder **Morgentau** kontrollieren. Bei Kindern hat sich die Methode besonders bewährt. Sie wirkt auf energetische Weise, denn Morgentau und Tauwasser haben viel kosmische Energie in sich. Man zieht ein Bettlaken in den ganz frühen Morgenstunden so über eine Wiese, dass es nass wird. Das Laken wird vorher in einem Ofen oder in einer Mikrowelle vorgewärmt und das kranke Kind darin eingewickelt. Anstelle von Morgentau kann man auch **Weihwasser** verwenden. Man kann das Wasser auch herauspressen, in einem Gefäß sammeln und es dann zur Waschung des Kranken verwenden und - zwar jeden Tag, auch wenn keine Anfälle aufgetreten sind. Die Therapie dauert in der Regel mehrere Monate.

➢ Diese Methode ist übrigens auch bei Entzündungen, Schmerzen, Hautproblemen und gegen Falten im Gesicht geeignet.

➢ **Weintrauben- oder Heuwasser** bieten eine Alternative; man kocht ein Kilo Heu oder Trauben in zehn Litern Wasser circa eine Stunde lang gut ab - das Rezept kann auch halbiert werden. Mit dieser Mischung wird der Körper des Patienten - mindestens zwölf Tage lang - gewaschen.

Wichtig:

Wenden Sie die nachfolgenden Hinweise bitte nur als Zusatz zu der von Ihrem Arzt verordneten Therapie sowie zu den verordneten Medikamenten an, die Sie weiterhin durchführen bzw. einnehmen. Die hier beschriebenen Methoden können eine schulmedizinische Behandlung nur unterstützen, aber auf keinen Fall ersetzen!

ERKÄLTUNG

Gegen Erkältungen helfen unzählige Mittel, jedoch sind Kamille, Fenchel, Stiefmütterchen und Lindenblüten die **Kräuter**, die sich seit ewigen Zeiten bei einer akuten Erkältung besonders bewährt haben.
Ich stelle Ihnen nun noch eine **200 Jahre alte Methode** vor, die Ihren Körper bei der Heilung unterstützt und von der sehr viele Menschen geradezu fasziniert sind:
Sie stellen Ihre Füße für die Dauer von genau einer Minute in eine Schüssel mit kaltem Wasser. Direkt danach ziehen Sie Wollsocken an und gehen mit kleinen Schritten eine Viertelstunde lang langsam im Zimmer auf und ab. Anschließend legen Sie sich ins Bett.
Aber Achtung: Alle angegebenen Zeiten müssen genau eingehalten werden – sonst wirkt der Tipp nicht! Mich erreichte einmal eine Beschwerde, die Rezeptur habe nicht geholfen. Auf die Frage, wie lange die Füße im Wasser gewesen seien, bekam ich zur Antwort: »Nicht nur eine, sondern ganze sechs Minuten.«
Sie sehen, es ist sehr wichtig, die Anweisungen genau zu befolgen; auch das Laufen nach dem kalten Wasser ist unverzichtbar. Solche Kleinigkeiten sind schließlich der Schlüssel zum Erfolg.

Erkältungen besprechen: Lebensmittel oder andere Gegenstände können energetisch aufgeladen werden, und das Aufladen durch ein Gebet nennt man »Besprechen«. Bei einer Erkältung versuchen Sie es mit Honig. Stellen Sie ein Glas Honig vor sich auf den Tisch, und lesen Sie dann folgendes Gebet:
»Lieber Gott, schicke meinem Honig Heilenergien. Lasse ihn die Energien aufnehmen und an mich weiterleiten. Löffelchen um Löffelchen macht er mich gesund und munter. Amen, Amen, Amen.«
Der Honig wird anschließend – tagsüber – gegessen oder in einen Tee gegeben.

ERSCHÖPFUNG

Wenn Sie ausgelaugt, genervt oder lustlos sind, müssen Sie entspannen! Hierzu empfiehlt sich ein warmes **Bad mit gelben, blauen, grünen und rosafarbenen Edelsteinen.** Solch ein Bad bringt Ruhe und macht die Sinne frei. Im Anschluss daran tragen Sie Gurkensaft von einer frischen Gurke auf Gesicht und Extremitäten auf, und schon werden Sie Erleichterung verspüren.

ESSEN GEHEN

Sprechen Sie vor dem Essen ein **Gebet**, um Speisen zu neutralisieren, die andere Menschen zubereitet haben. Jeder Mensch ist in der Lage, Energien abzuladen, und so passiert dies auch beim Kochen; hat der Koch eine Verstimmung, fließt diese in das Essen.
Ich schlage Ihnen einige Gebete vor, mit denen ich sehr gute Erfahrungen gemacht habe beziehungsweise die mir immer wieder sehr guttun. Probieren Sie es einfach aus.

1) Ehre sei dem Vater
und dem Sohn und dem Heiligen Geist,
wie im Anfang, so auch jetzt und alle Zeit
und in Ewigkeit. Amen.

2) Im Namen des Vaters
und des Sohnes
und des Heiligen Geistes. Amen.

3) Vater unser im Himmel,
geheiligt werde dein Name.
Dein Reich komme.
Dein Wille geschehe, wie im Himmel, so auf Erden.

Unser tägliches Brot gib uns heute,
und vergib uns unsere Schuld,
wie auch wir vergeben unseren Schuldigern.
Und führe uns nicht in Versuchung,
sondern erlöse uns von dem Bösen,
denn dein ist das Reich und die Kraft
und die Herrlichkeit in Ewigkeit. Amen.

Essen nach den vier Elementen

Elementtypen: Die Nahrung schenkt uns Energie, und somit ist eine gute Ernährung die Grundlage für unsere energetische Arbeit. Im ayurvedischen Heilsystem findet man viele Ernährungsregeln. Ich persönlich halte dieses System aber für sehr kompliziert, es ist nicht so einfach in den Alltag einzubauen. Einfacher finde ich folgende Einteilung in Elementtypen und die entsprechenden Ernährungstipps.

- **Der Lufttyp** ist auf den mentalen Bereich ausgerichtet, kommunikationsfreudig, meist schlank, neigt zu Nervosität, kalten Händen und Füßen.
  Ernährungstipps:
  Wenig Kaffee, wenig Cola und Süßigkeiten, am besten vegetarische Kost, ausreichend schonend gegartes Gemüse, eiweißreiche Nahrungsmittel (Eier, Nüsse, Erbsen, Linsen), frisches Obst, Kräutertees für die Verdauung, Zwiebeln, Knoblauch, Dillsamen, Pfeffer, Paprika, Fenchel, Koriander, Curry, Nelken, Zimt, Kurkuma, Ingwer.
- **Der Feuertyp** ist energiegeladen, athletisch, nicht sehr sensibel, hat eine Vorliebe für Fleisch und neigt daher zu Übersäuerung.
  Ernährungstipps:
  Viel Flüssigkeit, ausreichend frisches Obst, Salate und Gemüserohkost, mehr Kohlenhydrate (Reis, Dinkel, Hafer), milde Gewürze wie frischer Koriander, Dill, Estragon, Petersilie, Zitronenmelisse; dagegen scharfe Gewürze, Saures, Bitteres und Salziges meiden, tierische

Produkte einschränken; von allen Typen verträgt der Feuertyp Süßigkeiten am besten, dennoch nicht übermäßig.

- **Der Wassertyp** ist mitfühlend, redet gerne und viel, ist gefühlsbetont, Familie und Kinder haben einen hohen Stellenwert, neigt zu Übergewicht und Wasseransammlungen im Gewebe.
  Ernährungstipps:
  Für Verdauung und Entschlackung scharf essen (zum Beispiel Chili, Ingwer, Senf, Nelken), zur Anregung des Kreislaufs Weißdorn, Rosmarin, Safran, zur Entwässerung des Gewebes Salbei, Thymian, Basilikum, Petersilie, Lemongras, besonders in der warmen Jahreszeit viel frisches Obst; weniger Gemüserohkost, eher schonend gekocht oder gedünstet, wenig Hülsenfrüchte, ganz meiden sollte er Süßigkeiten, Kekse und Kuchen.

- **Der Erdtyp** ist stabil und eher konservativ, verlässlich und robust, hält eher wenig von alternativen Methoden, die ihm nicht greifbar genug erscheinen, wie der Wassertyp setzt er leicht Fett an.
  Ernährungstipps:
  Viel rohes Obst und Gemüserohkost, Blattsalate und Kräuter, zur Anregung der Verdauung viele scharfe Gewürze, Zitronensaft, Suppen und Eintöpfe; wenig Hülsenfrüchte, tierische Produkte einschränken, wenig Fertiggerichte.

FALTEN

Kochen Sie 30 g Bienenwachs, einen Esslöffel Honig und ein wenig Zwiebelsaft zusammen auf. Sobald lauwarm, wird die Maske auf das Gesicht aufgetragen; eine Viertelstunde einwirken lassen - anschließend Gesicht waschen und gut eincremen.

FAMILIENKRISE

In jeder Familie oder Beziehung gibt es üblicherweise Höhen und Tiefen. Stecken Sie in einer Krise, stellen Sie gelbe Blumen zum Ausgleich der Atmosphäre in Ihre Wohnung. Besonders die Kraft und Farbe der Sonnenblumen sorgen hier für eine sehr ausgleichende Wirkung.

FEINDE

Schützen Sie sich mental vor eventuellen Feinden. Dafür lassen Sie eine geweihte Kerze, die Sie in der Kirche bekommen, abbrennen. Formen Sie anschließend aus dem weichen Wachs eine kleine Kugel, kleben Sie diese auf ein Kreuz und sprechen Sie dabei folgenden Satz: »Niemand wird mein Kreuz tragen, niemand wird mich belasten oder beeinflussen, kein einziger Feind«.

FERSENRISS

Gerissene Haut, besonders an den Füßen, ist äußerst unangenehm und schmerzhaft. Mischen Sie je 25 g Bienenwachs, Honig, Propolis und Schmalz zu einer Masse, und erhitzen Sie diese, bis sie flüssig wird. Die hieraus entstandene Heilsalbe tragen Sie mehrmals täglich und über Nacht auf die Fersenrisse auf und ziehen Socken darüber an.

FIEBER

- Fieber ist eine Reaktion des Körpers auf Infekte. Bewährt hat sich bereits seit Tausenden von Jahren **Holundertee**. Auch frischer **Himbeertee** oder **Himbeermarmelade** helfen. Der Tee sollte mehrmals täglich getrunken werden, danach sollte man immer direkt ins Bett gehen, um unter einer Wolldecke gegen das Fieber zu schwitzen.
- Auch **Aprikosen** erzielen eine fiebersenkende Wirkung.
- Eine empfehlenswerte Alternative bietet **Nelkenwein.** Kochen Sie je 300 ml Weißwein und Wasser mit 20 g Nelken 20 Minuten lang ab, sieben Sie anschließend alles ab und trinken Sie den Wein. Nun werden Sie schwitzen, und das Fieber vergeht sehr schnell.

FRAUENKRANKHEITEN

Sojaprodukte sind als unterstützende Therapie bei Frauenbeschwerden sehr hilfreich; die bekanntesten **Kräuter** gegen diese Leiden sind Taubnessel, Frauenmantel und Schafgarbe. Befragen Sie dazu aber unbedingt Ihren Arzt oder Heilpraktiker, und führen Sie hier keine Selbstmedikation durch.

FRIEDHOF

Der Friedhof ist der Ort, an dem unser Körper der Erde übergeben wird, also unsere letzte Ruhestätte. Geist und Seele brechen hier in ein neues Leben auf. Die Toten brauchen ihre Ruhe, und wir lebenden Menschen sollten dies respektieren. Nehmen Sie auch nie irgendwelche Gegenstände von einem Friedhof mit nach Hause, da diese schlecht geladen sind und negative Energien auf Sie übertragen. Dies gilt auch für alle Pflanzen; das Mitnehmen bringt Krankheit in Ihr Haus. Lassen Sie auch weder Dokumente noch sonstige persönliche Gegenstände an einem Grab liegen, denn das bringt Unglück und kann krank machen.

FRÜHSTÜCK

Wenn Sie sich schwach fühlen, sollten Sie sich ein tägliches heilendes Frühstück angewöhnen. Dazu mischen Sie folgende Zutaten und lassen die Mischung über Nacht stehen:

- 2 Esslöffel Haferflocken
- 2 getrocknete Aprikosen
- 7 Rosinen
- 1 Esslöffel Buchweizen
- 200 ml heißes Wasser

Frühmorgens gibt man noch je drei Stückchen Apfel und Orange sowie einen Esslöffel Müsli dazu und genießt das Frühstück.

FURUNKEL UND ABSZESSE

Brandwunden und vereiterte Wunden

Furunkel sind Eiterherde im Gewebe, die Ursache dieser Ansammlungen sind Mikroben. Es gibt die normalen Abszesse, die mit Fieber, Kopfschmerzen oder Übelkeit einhergehen und circa eine Woche lang anhalten, sowie chronische Abszesse, die monatelang anhalten können. Abszesse und Furunkel dürfen weder eingerieben noch massiert werden - hier besteht Blutvergiftungsgefahr!

- Ein bei Furunkeln und Abszessen sehr bewährtes Mittel ist die **Aloe.** Nehmen Sie immer die unteren Blätter der Pflanze, schneiden Sie diese klein und pressen Sie den Saft heraus. Mit diesem tupfen Sie die Wunde ab und verbinden diese danach - Sie können auch eine Kompresse auflegen.
- **Wegerich** hilft ebenfalls wunderbar gegen offene Wunden. Man nimmt frische Blätter, schneidet diese klein und legt sie auf die Wunde. Kompressen sind sehr empfehlenswert.
- Gegen Abszesse hilft auch ein Blatt **Weißkohl**, das man mit einer Mullbinde auf die erkrankte Stelle gibt.
- Gute Erfolge erzielen Sie auch mit einer **Kartoffel.** Frisch gerieben und mit Karottensaft vermischt, legen Sie sie jeweils für circa dreieinhalb bis vier Stunden auf die Abszessstelle; so wird der Eiter aus der Wunde gezogen.
- Eine gute Alternative bietet die **Zwiebel**, die man zerkleinert und der man dann etwas H-Milch beimischt, die ihr mehr Stärke gibt. Aus dieser Masse wird eine Kompresse zubereitet und das Zwiebelpüree anschließend für mindestens 20 Minuten auf die Wunde gelegt. Durch die Kompresse wird die gesamte Eitermasse herausgezogen. Die Wirkung ist grandios.

- Das Gleiche gilt für **Tomaten.** Eine Scheibe eine halbe Stunde lang auf die erkranke Stelle gelegt, hilft auch noch bei anderen Hautleiden.
- Was Sie noch versuchen können: Vermischen Sie **Honig mit Roggenmehl** im Verhältnis 1:1, bis die Masse wie Teig aussieht und eine sämige Konsistenz erreicht hat. Diese Masse tragen Sie dann circa vier Zentimeter dick für eine Stunde auf das Furunkel auf. Dem Mehl kann noch etwas Butter oder Milch hinzugefügt werden.

FUSSPILZ

Ein Fußbad mit **Eichenrinde, Pfefferminze und Salz** ist ein geeignetes Mittel gegen diesen Pilz. Kochen Sie 30 g Eichenrinde und etwas Pfefferminze zehn Minuten lang in einem Liter Wasser. Nachdem Sie diese Mischung in ein Fußbad gegossen haben, mischen Sie das Salz hinzu, genießen das Bad 20 Minuten lang und wickeln Ihre Füße anschließend in ein Wolltuch ein, ohne sie vorher abgetrocknet zu haben.

FUSSSCHMERZEN

Sollten Sie Schmerzen in den Füßen haben, besorgen Sie sich folgende Steine: Turmalin, Bergkristall, Obsidian. Geben Sie alle drei Steine in einen kleinen Beutel, den Sie unter Ihr Bett in den Fußbereich legen. Lassen Sie diese Steine einen Monat lang wirken; anschließend werden sie vergraben.

- Alternativ bietet sich ein Fußbad aus zwei Teelöffeln Salz und einem Rosenquarz in einem Liter warmem Wasser an. Genießen Sie dieses bis zu 20 Minuten lang.

GALLENERKRANKUNG

Die Leber liegt rechts unter dem Rippenbogen, die Galle, die für Verdauungsvorgänge benötigt wird, in der Nähe. Die Flüssigkeit läuft über kleine Kanäle in die Gallenblase. Funktioniert dieser Prozess nicht richtig, kommt es zu Abweichungen, und es können sich Gallensteine bilden. Alle Beschwerden am rechten Oberbauch sind unbedingt einem Arzt vorzustellen!
Als unterstützende Maßnahme bei Gallenproblemen empfiehlt sich eine Teezubereitung aus Kamille, Ringelblume oder Löwenzahn - einzeln oder alle drei zusammengemischt. Als Alternative in gleicher Form eignen sich Pfefferminze, Wermut oder Schöllkraut. Für die Zubereitung nehmen Sie jeweils einen Teelöffel oder vom einzelnen Kraut drei Teelöffel und trinken von diesem Tee mehrmals täglich zwei bis drei Tassen.

GARTENERDE

Verbessern Sie die Qualität Ihrer Gartenerde: Verteilen Sie etwas Asche in einem Kreis, und sprechen Sie dazu folgenden Satz: »Gottes Erde - keine Teufelserde.« Hüpfen Sie dreimal auf dem linken Fuß.

GEDANKENDIÄT

An dieser Stelle werden Sie sich wahrscheinlich fragen: Was ist denn das? Setzen Sie Ihre Gedanken auf Diät, wenn Sie eine Diät einhalten wollen. Mit den richtigen Denkmethoden und Übungen ist das möglich. Man kann den eigenen Körper so besser kontrollieren, kennen lernen und steuern.

Wollen Sie vielleicht Ihren Körper nach Ihren Wünschen verändern, zu- oder abnehmen? Sie sind in der Lage, das zu machen! Sie sind Ihr Körper, Ihr Körper hört auf Sie. Deshalb sollen Sie natürlich auch immer wieder auf Ihren Körper hören und an ihn denken. Nur gemeinsam können Sie, also Ihr Geist und Ihre feste Materie, miteinander kommunizieren, etwas bewirken; dann sind Sie richtig stark. Denken Sie immer wieder daran, dass es keine hoffnungslosen Fälle gibt. Man sollte nie sagen, dass man etwas nicht machen kann, bevor man es ausprobiert hat. Es gibt kein »Ich kann nicht«, es gibt nur »Ich will nicht«.

Die Gedankendiät ist für all diejenigen gedacht, die ihr Denken und damit ihr Leben verändern möchten, und sie ist wichtig für Ihre Gesundheit. Sie können sich damit unterstützen beim Abnehmen, bei der Genesung, oder Sie können Ihr Gehirn richtig stärken. Ändern Sie Ihre Gedanken, dann werden Sie Ihr Leben selbst bestimmen und damit verändern. Ändern Sie sich! Vergessen Sie aber nie: Gedanken bestimmen unser Leben. Nur positiv zu denken reicht allerdings meist nicht aus, sondern Sie müssen das, was Sie sich vorstellen, auch fühlen!

GELD

- Wenn Sie jemandem Geld leihen oder sich selbst Geld leihen, tun Sie das bei Neumond. Leihen und verleihen Sie aber kein Geld an Ihrem Geburtstag. Wenn Sie Geld leihen oder verleihen, versuchen Sie, das zudem nie am Dienstag zu machen, sonst werden Sie immer wieder

Schulden anziehen. Wenn Sie Geld zurückgeben, machen Sie es bei abnehmendem Mond. Geben Sie Ihre Schulden am besten in kleinen Scheinen ab; so wird das Geld in Fluss gebracht. Man sollte am Montag kein Geld zurückgeben, das man geliehen hat, sonst wird man die ganze Woche mit Verlusten zu rechnen haben.

- Ebenfalls gilt: Abends sollte man nie Geld zählen, auch sollte man abends nichts verleihen.
- Wenn Sie auf der Straße große Scheine finden, dürfen Sie diese aufheben. Sollten Sie Kleingeld finden, lassen Sie es lieber liegen, denn gefundenes Kleingeld kann auch Krankheiten bringen. Wenn Sie Geld gefunden haben oder wenn Sie Wechselgeld bekommen, nehmen Sie es mit der linken Hand. Mit der rechten Hand gibt man Geld ab. So wird das Geld auch in den richtigen Fluss gebracht.
- Setzen Sie sich nie auf einen Tisch oder auf die Kante eines Tisches; dies bringt Geldverluste.
- Man sollte die Nägel nie am Freitag schneiden, ebenso nicht am Dienstag; dann wird das Geld zerfließen.
- Bei regnerischem Wetter sollten Sie nie etwas aus dem Haus heraustragen, denn das bringt Geldverluste.
- Nach Sonnenuntergang sollte man in der Wohnung nicht putzen; auch das bringt Verluste.

Geldritual: Stellen Sie eine große, leere Schale auf die hintere Schreibtisch- beziehungsweise Arbeitsecke. Immer wenn man vorbeigeht, sollte der Blick darauf fallen. Mittels Vorstellungskraft kann man Geld aus dem Universum holen, das dann in die Schale fließt.

Ebenfalls hilfreich ist es, ein Schatzkästchen in die Wohnung zu stellen - Geldscheine, Gold, Münzen, Schmuck, egal, ob echt oder nur als Nachbildung, also alles, was mit Reichtum in Verbindung gebracht werden kann, wird hineingelegt und »täglich gepflegt«. Das Kästchen selbst wird täglich geöffnet, darin gewühlt; dabei müssen Sie sich fest konzentrieren und den Wunsch nach Reichtum beschwören. Zusätzlich müssen die Engel darum gebeten werden, dass das, was im Kästchen liegt, zu echtem Geld und Wohlstand wird.

➢ Ein anderer Tipp: Drei Silbermünzen, die man geschenkt bekam, in ein Stück goldfarbenen Stoff wickeln und bei Neumond oder tiefschwarzer Nacht in freier Natur beziehungsweise neben einem Baum vergraben.

GELÉE ROYALE

Gelée Royale wird in speziellen Drüsen junger Bienen produziert. Nur die Bienenkönigin erhält dieses Sekret, während die Bienenlarven mit Pollenbrei ernährt werden. So lebt die Bienenkönigin bis zu fünf Jahre, während die Bienen, die diesen nahrhaften Futterbrei nicht bekommen, bereits nach einigen Monaten sterben. Gelée Royale enthält 16 Aminosäuren, 12 Vitamine sowie Eisen, Kalium, Kalzium, Phosphor, Silizium und Kupfer.

Bei Menschen wirkt Gelée Royale stärkend für Herz, Kreislauf, Gehirn, Immunsystem, Nervensystem und Psyche. Gelée Royale ist auch ein Mittel gegen Müdigkeit.

GELENKE

Von Gelenkerkrankungen bleibt im Laufe des Lebens meist niemand verschont. Ein Sprichwort der Mediziner besagt, man könne einen Bauch öffnen und hineinspucken - und nichts würde passieren; in ein Gelenk dürfe man dagegen nicht einmal schief hineinsehen. So sind Probleme an Gelenken in der Tat schwer heilbar; ganz egal, ob nun durch Verschleiß, Entzündung oder einen Aufprall entstanden - Gelenke heilen nur sehr langsam. Die Heilung kann aber durch einige Naturheilmittel gut unterstützt und beschleunigt werden.

- Diese Methode ist die leichteste: Besorgen Sie sich im Wald frische **Eichenblätter**, und legen Sie diese in verschiedene Sockenpaare. Bevor Sie diese anziehen, entsorgen Sie die Blätter. Sie werden sehen, mit dem Tragen der Socken vergehen die Glieder- und Gelenkschmerzen; Sie werden auch besser laufen können.
- Eine von vielen Heilpraktikern verwendete Methode sind **Quarkwickel** - man nimmt lauwarmen Quark, streicht ihn auf ein Tuch und gibt alles als Umschlag direkt auf die Haut.
- Für **Ölwickel** nehmen Sie kleine, mit vorgewärmtem Olivenöl durchtränkte Tücher und geben diese auf die Haut; dies lindert Schmerzen in Gelenken und im Gewebe und eignet sich auch bei akutem Hexenschuss.
- Zur Linderung oder Behebung der Schmerzen eignet sich ein mit Steinmoor - Erde aus einem Moorgebiet - gefülltes Kissen. Dieses sogenannte **Moorkissen** wird auf das schmerzende Gelenk aufgelegt.
- Auch zu empfehlen ist **Lorbeerwasser** - es entgiftet die Gelenke über die Schleimhäute. Hierfür bringen Sie einen Liter Wasser zum Kochen und geben sechs bis zehn Lorbeerblätter hinzu. Lassen Sie das Wasser zehn Minuten weiterkochen, und gießen Sie anschließend das Lorbeerwasser mit den Lorbeeren in eine Thermoskanne. Darin lassen Sie es eine Stunde ziehen. Das Wasser wird mehrmals täglich gesaugt und gegurgelt. Man nimmt immer nur einen Schluck in den Mund, spült das Wasser in den Mundwinkeln hin und her und spuckt es nach wenigen Minuten wieder aus. Auch für einen Einlauf ist Lorbeerwasser sehr gut geeignet.
- Noch ein Tipp zu dieser immergrünen Pflanze: Sie ist auch als Badezusatz zu empfehlen. Kochen Sie einmal in der Woche 25 g Lorbeerblätter in zwei Litern Wasser 30 Minuten lang, und geben Sie dies in die Badewanne. Genießen Sie das **Lorbeerbad** eine halbe Stunde lang.
- **Apfelessigbäder:** Für eine Entgiftung der Gelenke nimmt man 50 ml fünfprozentigen Apfelessig auf 10 Liter Wasser und hält die betroffenen Gelenke eine Viertelstunde hinein. Sind größere Gelenke betroffen, kann

man auch einen Wickel aus Apfelessig auf die schmerzenden Stellen legen.

- Zur Unterstützung und Stärkung der Gelenke legen Sie sich zwei bis drei **Kastanien** in die Hosen- oder Jackentasche, oder halten Sie eine Kastanie immer wieder mal in der Hand. Dies wirkt ausgleichend und schmerzlindernd.
- **Bergbalsam** hilft ebenfalls sehr gut bei Gelenkproblemen - zu lesen unter »Knochen«.

GERSTENKORN

Es gibt eine altbewährte Methode in Russland, die seit Jahrhunderten eingesetzt wird und schnelle Linderung bei schmerzenden Gerstenkörnern verspricht.

- Mit etwas **Augentrost,** in Wasser abgekocht, spülen Sie das betroffene Auge aus, nehmen anschließend ein gekochtes, noch lauwarmes **Ei** und rollen es circa zehn Minuten um das Auge herum. Werfen Sie es danach weg.
- Hilfe bietet auch das **Besprechen** des Leidens. Man sagt, auf das Auge gerichtet, folgenden Spruch: »Du, Gerstenkorn, verlasse das Auge, und komm nie wieder; so bespreche ich dich mit aller Kraft des Kosmos. Amen.« Dabei zeigt man dem Auge eine Faust.

GESCHENKE

Was sollte man nicht verschenken? Eine gute Frage. Es gibt tatsächlich mehrere Gegenstände, die man nicht verschenken sollte, weil diese dem neuen Besitzer Unglück oder Trauer bringen können. Hier seien einige genannt:

- *Spiegel, Seife, Spülmittel, Shampoo, Tücher:* bringen Trennung
- *scharfe Sachen wie Messer oder Besteck:* bringen Streit
- *gelbe Blumen:* stehen für Verlust
- *Kopftuch:* steht für Fremdgehen
- *Topfblumen:* können krank machen, wenn derjenige, der sie schenkt, selbst krank oder böse ist
- *Fotos:* besonders nicht von alten Häusern oder von Verstorbenen

GESCHWÜRE

Magengeschwüre

Magengeschwüre sind sozusagen Defekte der Schleimhaut. Der Kranke leidet dabei an Schmerzen im Oberbauch und unter Übelkeit.

➢ Als empfehlenswert hat sich hier **Sanddornöl** erwiesen, von welchem drei- bis fünfmal täglich jeweils ein Teelöffel eingenommen wird.

➢ Bei Geschwüren der Haut empfiehlt es sich, **Bergbalsam** als Salbe aufzutragen.

GESUND SEIN

Pflanzen Sie sieben kleine Bäumchen, je nach Möglichkeit in Ihrem Garten oder im Wald, gießen Sie diese und geben Sie ihnen folgende Namen: Glück, Liebe, Gesundheit, Sicherheit, Zuversicht, innere Ruhe und Verantwortung. Pflegen Sie diese Bäumchen, und Sie werden genau in diesen Bereichen Ruhe haben.

GETRÄNKE

für das jeweilige Sternzeichen

Manche Menschen sind von einer Flasche Bier bereits halb betrunken, während andere selbst nach der fünffachen Menge noch fast normal reagieren und reden. Jedoch täuscht dies, denn der Alkoholspiegel zeigt trotzdem hohe Werte. Eine Erklärung könnte sein: Es hat sich gezeigt, dass Menschen unterschiedlicher Sternzeichen ganz verschieden auf Alkoholsorten reagieren.

Wer verträgt welche Getränke gut?

Schütze	süßen Wein, Wodka
Steinbock	Wodka, Likör, Mixgetränke
Wassermann	Weißbier, Whisky, Wermut
Widder	süßen Wein, Doppelkorn
Stier	Weißwein, Likör, Grappa
Zwilling	Bier, Kognak, Likör, Mixgetränke
Krebs	Weißwein, Rotwein, Wodka, Whisky
Löwe	Bier, Rotwein, Kognak, Champagner
Jungfrau	trockenen Wein, Likör, wenig Alkohol
Waage	Portwein, Kognak, Mixgetränke
Skorpion	Weißbier, Punsch, Wermut
Fische	Wein, Likör, wenig Alkohol

GETREIDESÄCKCHEN

Sie sind unsere treuen Helfer. Sie dienen dazu, dem Körper und der Seele Schmerzen zu entziehen.
Füllen Sie ein Säckchen mit drei Getreidearten: Reis, Hafer und Mais. Dann wärmen Sie das Säckchen kurz auf einem Ofen auf und legen es auf die Schmerzstelle. Sie werden merken, die Schmerzen vergehen schneller.

GLEICHGEWICHT

Im Leben geht es immer darum, das Gleichgewicht zu halten. Haben wir etwas zu viel oder zu wenig getan, werden wir immer wieder von oben aufgefordert, zur goldenen Mitte zurückzukehren. Die Harmonie zwischen Geist und Seele steht dabei an erster Stelle.
Um dies zu erreichen, muss die eigene Grundschwingung gestärkt werden, was sich über einen Chakrenausgleich mit einem Hühnerei durchführen lässt. Nehmen Sie ein Glas mit einem Deckel, füllen Sie es zu zwei Dritteln mit kaltem Leitungswasser und schlagen Sie anschließend vorsichtig ein Hühnerei komplett mit Dotter hinein - es funktioniert allerdings nur, wenn der Dotter dabei heil bleibt. Schließen Sie nun das Glas, und umkreisen Sie damit alle Chakren, die sich im Rückenbereich befinden, jeweils eine Minute lang gegen den Uhrzeigersinn. Behandeln Sie dabei jedes Chakra einzeln. Anschließend stellen Sie das Glas unter Ihr Bett und lassen es drei Tage dort stehen. Danach werfen Sie es ungeöffnet in den Mülleimer.
Mehr zu dem Thema »Eireinigung« finden Sie in den Kapiteln »Angst« (Seite 30ff) und »Ei aus schamanischer Sicht« (Seite 78ff).

GLÜCK

Für mehr Glück im Leben empfiehlt sich das Aufbewahren von drei Eicheln in Ihrem Haus; diese müssen allerdings von einer alten Eiche stammen. Um das Glück festzuhalten, gibt es zudem Regeln, die befolgt werden müssen.

Geben Sie niemandem Kaffee aus Ihrer Tasse zu trinken; gießen Sie Reste immer vorher weg. Niemand darf Zucker aus Ihrem Haus mitnehmen; das bringt Unglück. Wenn Sie Ihre Wohnung verlassen und bemerken, dass Sie etwas vergessen haben, gehen Sie nicht zurück.

GÖTTLICHE ENERGIE

Göttliche Energie fließt im Uhrzeigersinn. Aus diesem Grund werden alle spirituellen Vorgänge, wie beispielsweise die Reinigung von Räumen, im Uhrzeigersinn durchgeführt.

GRAPEFRUITKERNEXTRAKT

Dieser Extrakt mit seinen Bitterstoffen und Enzymen hat sich bereits in zahlreichen Anwendungen als hochwirksames Heilmittel erwiesen. Er wird in der Tat aus den Kernen der Grapefruit hergestellt.

Kinder nehmen ein- bis zweimal täglich fünf Tropfen in etwas Saft ein. Erwachsene nehmen ein- bis dreimal täglich zehn Tropfen in etwas Saft ein.

Äußerlich wird Grapefruitkernextrakt angewendet zur Desinfektion, zur Haut- und Zahnpflege, bei Nagelproblemen sowie bei Problemen im Rachen- und Mundraum.

Wichtig:
Außerhalb der Reichweite von Kindern aufbewahren.
Von einer vorbeugenden Dauereinnahme bei Kindern wird abgeraten.

GRÜNER TEE

Grüner Tee ist mehr als nur ein Genussgetränk, er ist der Heiltrank der Weisen; diese sprachen dem grünen Tee schon vor Jahrtausenden eine positive Wirkung zu, die mittlerweile von der modernen Wissenschaft bestätigt werden konnte. Er wird dank seiner wertvollen Inhaltsstoffe auch »grünes Gold« genannt. Es gibt kaum ein vergleichbares anderes Getränk. Etwa 75 Prozent des auf der Welt getrunkenen grünen Tees (130 Sorten) stammen aus den Mutterländern des Tees - China, Japan und Usbekistan. Grüner Tee ist im Gegensatz zum schwarzen Tee nicht fermentiert; die Farbe reicht von hellem bis dunklem Grün. Er hebt im Gegensatz zum schwarzen Tee auch die Stimmung, ohne die Nerven zu belasten, er macht munter, ohne aufzuputschen. In früheren Zeiten war dieser Kaisertrunk nur dem chinesischen Adel vorbehalten.

Für die Gesundheit ist der grüne Tee eine wahre Fundgrube an speziellen Stoffen und Vitaminen. Wissenschaftler haben nachgewiesen, dass dieser Tee Krankheiten vorbeugen sowie diese heilen kann. Er ist in der Lage, bei Diabetikern den Blutzuckerspiegel zu normalisieren, er kann der Neigung zu Karies wirksam vorzubeugen, indem der schädliche Zahnbelag abgebaut und dem Organismus Fluor zugefügt wird, er schützt vor Mundgeruch, hilft bei Ablagerungen in den Blutgefäßen beziehungsweise bei Arteriosklerose. Spezielle Substanzen dieses Tees wirken zudem der Vermehrung und dem Wachstum von Krebszellen entgegen, er entgiftet, entschlackt, verlangsamt oder stoppt den Alterungsprozess, unterstützt die Gewichtsreduktion, senkt stark erhöhten Blutdruck und reguliert ihn zugleich, er enthält viel Vitamin C sowie das Antistress- und Nervenvitamin B1. Grüntee wirkt anregend auf die Gehirnfunktion, so dass Geistesarbeiter von einer höheren Konzentrationsfähigkeit und erhöhter Konzentrationsdauer profitieren. Außerdem hat er durch Polyphenole eine stärkende Wirkung auf Herz- und Kreislauffunktionen.

Zubereitung des grünen Tees: Die Zubereitung ist ausschlaggebend für die Intensität der Wirkung. Das Wichtigste dabei: Die Teeblätter dürfen niemals mit kochendem Wasser aufgegossen werden! Es sollte circa 80 Grad Celsius haben - das ist genau die Temperatur, bei der sich die kleinen feinen Bläschen auf dem Wasser zeigen. Werden die Blätter richtig gekocht, verlieren sie ihre heilenden Kräfte. Dies ist also unbedingt zu beachten.

Der Tee sollte nicht länger als zwei Minuten ziehen - gute Teequalität kann übrigens bis zu dreimal aufgegossen werden. Der Tee sollte beim Trinken eine Temperatur zwischen 40 und 60 Grad Celsius haben, also einen warmen, nicht heißen Zustand; trinken Sie ihn ruhig und gemütlich - je nach Geschmack noch mit Zitrone. Verzichten Sie auf Milch und Zucker.

Sehr bekannt ist auch die Mischung mit Rauchtee - leicht rauchig nach russischer Art. Diese Mischung stammt aus Georgien und ist in Deutschland nur in Großstädten oder spezialisierten Kräuterläden zu bekommen.

GUT UND BÖSE

Jeder Mensch hat bei seiner Geburt ein bestimmtes Potenzial an Energie mitbekommen, und das beeinflusst sein weiteres Leben. Energie ist an und für sich weder gut noch böse, doch der Mensch kann sie zum Guten oder Bösen benutzen. Denken Sie immer daran, dass wir duale Wesen sind, wir entscheiden, ob wir unsere Energie für Gutes oder Böses benutzen.

Gute Menschen verwenden diese Energie, um zu helfen, um mit anderen zu teilen, um zu heilen. Böse Menschen dagegen verwenden Energien, um zu schaden.

HAARE, HAARAUSFALL

und Haarwuchs, Schuppen

Es gibt ein kleines Organ in unserem Körper, das steuert nicht nur Herz, den Kreislauf und die Körpertemperatur, sondern es hat auch einen erheblichen Einfluss auf unsere Haut, und eine Fehlfunktion kann demzufolge eine Ursache von Haut- und Haarproblemen sein: die Schilddrüse. Aber auch ein Mangel an Mineralien und Spurenelementen, ein kranker Darmtrakt und einiges mehr können für diese Probleme verantwortlich sein. Um gezielt Abhilfe schaffen zu können, muss Ihnen der Arzt zuallererst eine Diagnose stellen.

Gegen normalen Haarausfall lässt sich jedoch etwas unternehmen, und da steht die Pflege an erster Stelle – und zwar eine auf natürliche Weise! Die folgende Rezeptur für eine solche Pflege- bzw. Kurpackung hat sich bereits seit Hunderten von Jahren bewährt und ist bis heute eine der wenigen, die wirklich gegen Haarausfall hilft und den Haarwuchs fördert.

Für diese **Kurpackung** bereiten Sie eine Mischung aus einem Aloe-Vera-Blatt - oder alternativ 30 ml Aloe-Vera-Saft -, einem Eigelb, zwei Esslöffeln Kognak, einem Esslöffel Honig sowie einem Teelöffel Rizinusöl und lassen diese zwei Stunden lang in den Haaren einwirken. Nun werden die Haare nur noch ausgewaschen.

Für einen sichtbaren Erfolg - das heißt volles, gesundes Haar - muss dieser Vorgang einmal pro Woche über einen Zeitraum von drei Monaten wiederholt werden. Ihr Haar wird geschmeidig und weich, Spliss (Spaltung der Spitzen) und eventueller Schuppenbefall verschwinden. Im Falle einer schweren organischen Krankheit als Ursache kann natürlich selbst diese Kurpackung nur eine Verbesserung und keine »Löwenmähne« bringen.

HÄMORRHOIDEN

Dieses Leiden betrifft viele Menschen, doch die meisten wissen nicht, worum es sich hier genau handelt. Am Darmausgang gibt es Schließmuskel, deren Aufgabe es ist, den Stuhl zurückhalten. Bei der Abdichtung helfen blutgefüllte Schwellkörper, die aus vielen Gefäßen bestehen; diese füllen und leeren sich wieder. Wird die Entleerung verhindert, bilden sich Hämorrhoiden - es entsteht ein Brennen und Jucken am After, schlimmstenfalls kommt es zu Blutungen.

Meist hilft hier schon eine Umstellung der Ernährung, wobei Salat, Obst und Gemüse die wichtigsten »Zutaten« sind - auf zu viel Fleisch, scharfe Gewürze und Alkohol hingegen sollte man verzichten. Sehr empfehlenswert ist der Verzehr von täglich 250 bis 350 g **Weintrauben.**

HALSSCHMERZEN

Hilfreich ist hier die Behandlung mit einer **Weißkraut-Kompresse**, das heißt, Sie legen sich ein rohes Blatt auf den Hals und umwickeln diesen über mehrere Stunden mit einem Schal oder Tuch. Danach wird das Blatt entsorgt, günstigstenfalls sogar verbrannt. Nehmen Sie dazu noch täglich 30 ml Sanddornöl ein.

HANDAUFLEGEN AUF FOTO

Um einen Patienten über die Ferne zu heilen, kann man Folgendes versuchen: Besorgen Sie sich ein Foto von dem Patienten, und legen Sie es auf einen Tisch. Legen Sie Ihre Hand darauf, und halten Sie sie zehn Minuten lang dort. Dabei stellen Sie sich vor, dass der Patient gesund wird und Sie ihm von Herzen helfen möchten.

HAUS BAUEN

- Legen Sie schon während des Bauens Geldscheine oder Eisenbrocken in das Fundament - so wird das Haus geschützt.
- Ein Brauch besagt, dass als Erstes eine Katze ins Haus gelassen werden sollte, damit negative Energien keine Chance zur Übernahme haben.

HAUS MIT GUTER ENERGIE

Sie können Ihr Haus durch verschiedene Spiralenarten versiegeln. Wie machen Sie das? Besorgen Sie sich drei Spiralen aus Metall, und hängen Sie diese in drei Ecken Ihres Hauses. Dabei spielt es keine Rolle, ob die Spiralen in der untersten oder obersten Etage hängen. Sollte das Aufhängen der Spiralen nicht möglich sein, stellen oder legen Sie diese in einer Ecke auf den Boden. Sie werden sehen, dass sich die Räume innerhalb der nächsten drei Wochen energetisch zum Guten hin verändern.

HAUSSCHUTZ

Nehmen Sie einen Zettel, und schreiben Sie »arepo opera« darauf. Legen Sie diesen Zettel in eine kleine Flasche, und begraben Sie diese am Haus.

HAUTKRANKHEITEN

- Eine Wohltat für die Haut sind **Hopfen und Baldrian** - besonders im Bad verwendet, halten sie die Haut jung und weich. Kochen Sie je 200 g der Kräuter in einem Liter Wasser ab, und geben Sie es dem Badewasser bei.
- Eine gute Alternative bietet das **Aphroditebad**: In das warme Badewasser geben Sie einen Liter Milch, 200 g Honig, 100 ml Olivenöl sowie verschiedene Edelsteine. Genießen Sie dieses Bad 20 Minuten lang.
- Zur äußerlichen Anwendung empfehlen sich **Sanddornöl** und **Propolis** in Form von fertiger Salbe oder auch als Umschläge.
- Waschungen auf der Haut oder Umschläge mit kaltem, trinkfertigem **Kaffee** helfen sehr gut bei **Neurodermitis** und Hautausschlag. Verwenden Sie für die Waschungen Ihre ganz normalen gemahlenen Kaffeebohnen.

HAUTJUCKEN

Bei juckender Haut ohne sichtbare Ursache sollten Sie Ihren pH-Wert kontrollieren lassen. Dieser ist unser Schutzmantel und im Idealfall leicht sauer. Waschen wir unsere Haut jedoch immer wieder mit Seife oder Ähnlichem, übersäuern wir sie, da die meisten Seifen ebenfalls sauer sind. Um Hautprobleme zu vermeiden, achten Sie also darauf, dass der pH-Wert Ihrer Haut immer stimmt, und waschen Sie sich nicht öfter als nötig. Zum Waschen oder Duschen verwenden Sie pH-neutrale Produkte. 50 ml **Apfelessig** in Ihrem Badewasser geben Ihrer Haut, was sie benötigt.
Gegen Hautjucken empfehlen sich zusätzlich **Eichenrindenextrakt** und **Eukalyptusöl** in einem Voll- oder Teilbad.

HAUTREINIGUNG

Ist Ihre Haut grobporig und unrein, empfiehlt sich Wasser mit Birke. Sie schneiden zwei **Birkenzweige mit Blättern** klein und kochen diese in zwei Litern Wasser ab. Nachdem das Wasser abgekühlt ist, geben Sie die Schale einer unbehandelten Zitrone hinzu. Diese muss nicht mehr ziehen, so dass Sie sich mit dem Wasser sogleich waschen oder sich eine Kompresse auflegen können.

HEILEN

Jeder Heiler hat auch innere Pausen, Tage, an denen er nicht heilen kann: Von Oktober bis März Geborene können zwischen dem 5. und 11. eines Monats nicht heilen, die von April bis September Geborenen nicht zwischen dem 16. und 22..
Die beste Heilzeit ist bei Sonnenaufgang und Sonnenuntergang sowie am Abend. Dies ist so, weil sich die Aura des Menschen und die Chakren ab 20 Uhr total öffnen und der Heiler somit einen direkten Zugang dazu hat.

Innerer Heiler: Entdecken auch Sie Ihren inneren Heiler, denn jeder Mensch ist in der Lage, sich zu heilen. Dazu versuchen Sie Folgendes: Legen Sie sich ruhig auf eine harte Unterlage, und schließen Sie die Augen. Versuchen Sie, sich auf einer Wiese zu sehen. Gehen Sie einfach ein paar Schritte spazieren, und suchen Sie nach Ihrem inneren Heiler. Er wird bestimmt erscheinen. Dann fragen Sie ihn, was Sie für sich tun können, um heilen zu können. Er wird Ihnen bestimmt einige Dinge verraten, die Sie tun können.

HEILENDE GEDANKEN

Auch dies ist eine sehr alte Methode. Was verbirgt sich dahinter? Heilende Gedanken sind Gedanken, die in der Lage sind zu heilen – das sind die Vorstellungskraft, unser Wille und unsere Wünsche. Wenn Sie sich etwas Besonderes, Heilendes wünschen, beispielsweise dass Schmerzen vergehen oder seelische Leiden nicht mehr da sind, versuchen Sie es mit den heilenden Gedanken.

HERZ-KREISLAUF-BESCHWERDEN

Selbstverständlich muss man bei diesen Beschwerden einen Arzt aufsuchen! Herzbeschwerden treten mit zunehmendem Alter immer häufiger auf. Risikofaktoren, die das Herz belasten und die Gefäße verändern, sind unter anderem Übergewicht, mangelnde Bewegung und Rauchen.

- Bei Kreislaufbeschwerden hilft **Weißdorn**, als unterstützende Maßnahme eignet sich die Einnahme von **Olivenblättertee** oder **Olivenextrakt.**
- Auch **Mistel und Knoblauch** helfen; hierzu sollten Sie Ihren Arzt oder Apotheker befragen.
- Spezielle Kräuter für das Herz sind **Herzgespann, Lavendel und Mistel.** Hierzu befragen Sie bitte ebenfalls Ihren Arzt oder Heilpraktiker.

HEUSCHNUPFEN

Feuchten Sie einen ovalen Edelstein mit Speichel an, und halten Sie ihn zehn Minuten lang an ein Nasenloch; anschließend den Stein reinigen, nochmals anfeuchten und an das andere Nasenloch halten. Die Schleimhäute schwellen ab, und Sie bekommen besser Luft.

HEXENKRÄUTER

Hier finden Sie die gängigsten Kräuter, die von Hexen aller Nationen bei ihren Ritualen verwendet werden.

Alraunewurzel ist eine der wichtigsten Zauberpflanzen und zum Räuchern geeignet. Da diese Pflanze giftig ist, sei ausdrücklich vor Missbrauch gewarnt.

Baldrian wird bei Migräne, nervöser Anspannung, Ruhelosigkeit, Schlafstörungen, Darmproblemen und zur Schmerzlinderung eingesetzt.

Caleakraut ist ein mexikanisches Kraut, aus dem Heiler einen traumfördernden Trank kochen.

Damianablätter werden in Mexiko bereits seit Hunderten von Jahren wegen ihrer erotisierenden Wirkung als Tee benutzt.

Giftlattichkraut ist nur zum Räuchern geeignet!

Ginseng wirkt allgemein stimulierend, verbessert die Gesundheit und die Verträglichkeit vieler Stoffe.

Guarana wird aus dem Samen einer Liane gewonnen und enthält fünf Prozent mehr Koffein als ein Kaffee. Guarana gilt als Anregungsmittel der Indios.

Habichtskraut wird für Reinigungsräucherungen verwendet.

Hopfen ist eine seit dem Mittelalter bekannte Heil- und Kulturpflanze, die beruhigend wirkt. Die Fruchtstände können als Tee oder alkoholischer Auszug verwendet oder geraucht werden. Hopfen wird gegen Schlafstörungen und Unruhe eingesetzt.

Kalmus ist ein Wurzelstock, der eine heitere Stimmung zaubert; als Badezusatz wirkt die Wurzel aphrodisierend. Auch sie ist zum Räuchern geeignet.

San-Pedro-Kaktus: Ihm kommt im Schamanismus eine große Bedeutung zu. In der Indianermedizin werden Abkochungen aus dem frischen Kaktus oder der getrockneten Rinde verwendet - unter seinem Einfluss kommt es oft zu euphorischen Zuständen, die von bedeutungsvollen Halluzinationen begleitet sind.

Taigawurzel: Sie steht für Gesundheitserhalt, die Stärkung des Immunsystems, den Ausgleich des Energiehaushalts des Körpers und für die Anregung des sexuellen Appetits. 30 g klein geschnittene Wurzeln werden mit circa ¾ Liter Wodka kalt angesetzt und sechs Wochen stehen gelassen - anschließend wird jeden Tag ein Gläschen getrunken.

HEXENSCHUSS

Den Hexenschuss kennen viele Menschen - eine falsche Bewegung, und schon ist es passiert: Ein stechender Schmerz geht durch den Rücken.

- Bei einem Hexenschuss helfen immer **Wärme und Bewegung.**
- Ein paar Tipps zur **Vorbeugung**: Bleiben Sie beweglich, besonders wenn Sie einen »sitzenden« Beruf ausüben. Bleiben Sie nie zu lange stehen, und heben Sie schwere Gegenstände vorsichtig auf.
- Sollte Sie dennoch ein Hexenschuss erwischen, legen Sie sich sofort auf den Rücken. Danach packen Sie einen **warmen Ölumschlag** für eine Viertelstunde auf die schmerzende Stelle; Olivenöl ist hierfür besonders gut geeignet. Sollten Sie dieses nicht zur Hand haben, können Sie auch

auf Rapsöl ausweichen. Sobald der Hexenschuss vorbei ist, sollten Sie versuchen, baldmöglichst wieder auf die Beine zu kommen, um Bauch- und Rückenmuskulatur zu stärken.

HOCHZEIT PLANEN

Wann ist es am besten, eine Hochzeit zu planen? Gibt es besondere Monate, die nicht zu empfehlen sind? Welche Monate sind zum Heiraten am besten geeignet? Eine gute Frage, die astrologisch beantwortet werden kann. Sogar Statistiken bestätigen die Richtigkeit der Aussagen, denn jeder Monat steht für verschiedene Qualitäten.

Januar	Man könnte früh Witwer werden.
Februar	Sehr guter Monat – viel Harmonie in der Beziehung.
März	Hier ist Vorsicht geboten, da der Partner fremdgehen könnte.
April	Sehr wankelmütig.
Mai	Abzuraten, da sehr viel Karmabelastung in diesem Monat liegt.
Juni	Ideal für Hochzeiten – lang anhaltende Ehe mit viel Glück.
Juli	Stabile Ehe mit guten und schlechten Zeiten.
August	Freundschaft und Liebe in einem – langfristige Lebensbeziehung.
September	Kompromisslose Beziehung, die nerven kann – kann aber halten bei ausgewogenen Charakteren und Kompromissbereitschaft.
Oktober	Abzuraten – das Eheleben wird nicht auszuhalten sein – viele Tiefpunkte und Streitereien.
November	Bringt Geld und Macht.
Dezember	Lang anhaltende Liebe.

Die besten Tage zum Heiraten sind der Montag, Dienstag oder Mittwoch, der schlechteste Tag ist der Sonntag.

Übrigens:

- Man sollte einem Mädchen nie die letzten Tropfen aus einer Weinflasche geben, denn dies bringt Beziehungsschwierigkeiten; sie wird nicht so schnell heiraten.
- Sieht man viele Krähen auf einem Haus, wird bald geheiratet.
- Vor der Hochzeit sollte man sich nicht zu oft fotografieren lassen, sonst wird man wenig Geld besitzen.
- Wenn eine Frau mit der Hand die Krümel vom Tisch schiebt, bekommt sie einen älteren Mann, der eventuell Haarverlust haben wird.

HUND, KATZE

Hat Ihr Haustier Verdauungsbeschwerden, oder ist es traurig? Geben Sie ihm etwas Bier oder Kartoffelsaft zu trinken (2 bis 10 ml genügen).

Wenn ein Hund immer wieder viel Gras frisst, deutet das auf eine gute Ernte hin. Sollte ein Hund sich zusammenrollen, wird es bald kalt. Sollte sich der Hund gerade hinlegen und ein bisschen strecken, wird es warm. Sollte er sich auf dem Rasen vergnügen, kommt Wind auf; man sollte hier auch immer schauen, wo der Kopf des Hundes ist, denn aus dieser Richtung wird der Wind kommen. Wenn ein Hund Schnee frisst, wird bald schlechtes Wetter kommen. Wenn er den Kopf an sein Herrchen drückt, wird das Wetter regnerisch. Ebenfalls mit viel Regen rechnen kann man, wenn der Hund zu wenig frisst und sehr viel schläft. Wenn Sie von einem Hund gebissen worden sind, sollten Sie die Bisswunde niemandem zeigen, sonst dauert die Heilung sehr lange (das gilt selbstverständlich nicht für ernste Bissverletzungen, die Sie unbedingt von einem Arzt untersuchen lassen sollten, um eine Entzündung ausschließen zu können; auch an Tetanus sollten Sie denken).

HUSTEN

Der Husten ist Begleiter verschiedenster Erkrankungen; er selbst ist nur ein Reflex. Husten dient der Reinigung und ist an sich eine sinnvolle Einrichtung unseres Körpers.

- Gute Mittel gegen Husten sind **Eukalyptus, Pfefferminze, Augentrost, Fenchel, Huflattich, Malve, Spitzwegerich** und **Senfpflaster** (alles in der Apotheke erhältlich). Ein häufig angewandter pflanzlicher Wirkstoff ist **Thymian.**
- Bei Hustenanfällen nimmt man abends **Ziegenmilch** mit etwas Butter ein.
- Empfehlenswert sind Einreibungen mit **Weihwasser** - einfach nur ein wenig auf die Brust auftragen. Anstatt Weihwasser kann auch **Lavendelöl** verwendet werden.
- Als Alternative empfiehlt sich gekochter **Kürbis.** Man benötigt davon ein Kilo täglich. Der Kürbis wird kleingeschnitten und in zwei Litern Wasser so lange gekocht, bis er weich ist. Nun kann sowohl das Wasser getrunken als auch das Kürbisfleisch verzehrt werden. Das Rezept reicht für einen Tag.
- Eine weitere Empfehlung: das Einreiben von frischem **Knoblauchsaft** in die Fersen. Nehmen Sie einfach eine Knoblauchzehe, zerschneiden Sie sie in zwei Teile und reiben Sie dann mit der inneren Seite an der Ferse entlang.
- Auch **Senfsocken** oder **Käsesocken** haben sich bei Husten bewährt, zu lesen unter »Bronchitis ...« (s. Seite 62).

HYPERTONIE

Für Hypertonie - zu hoher Blutdruck, meist ohne erklärbare Ursache - gibt es eine Rezeptur, die man als Unterstützung und zur Förderung der Heilung einsetzen kann. Man stellt einen **Sirup aus Honig** her aus zwei Teelöffeln Honig, fünf Esslöffeln Zuckerrübensaft sowie je 100 ml Meerrettichsaft und Karottensaft, gibt einen Schuss Zitronensaft dazu und mischt alle Zutaten. Nachdem diese kurz aufgekocht wurden, lässt man sie 24 Stunden stehen. Die anschließende Einnahme erfolgt dreimal täglich über 40 Tage. Von Nebenwirkungen ist nichts bekannt.

IMMUNSYSTEM

Aloe vera und Aloe ferox gelten mit ihren unzähligen Vitaminen, Mineralien, Enzymen, Sterolen sowie Mono- und Polysacchariden als die Königinnen der Heilpflanzen überhaupt. Überzeugen Sie sich selbst:

Vitamine: B1, B2, B3, B6, B12, C, E, Folsäure, Niacin, Beta-Carotin

Mineralien: Magnesium, Kalzium, Kalium, Natrium, Mangan, Kupfer, Eisen, Zink

Enzyme: Katalase, Amylase, Lipase, Alliinase, Phosphatasen ... und vieles mehr

Aloe vera und Aloe ferox finden als Presssaft Verwendung – u. a. bei Asthma, Diabetes mellitus, Colitis ulcerosa, Krebs verschiedener Arten, Immunschwäche, Allergien und Hypoallergien, Müdigkeit, Schuppenflechte und anderen Hautkrankheiten. Sie unterstützen die Therapie von ekzematösen Erkrankungen, den Hormonwechsel in der Menopause und Durchblutungsstörungen.

Die Wirkung des Heilprozesses erfolgt durch Entschlackung und eine Erweiterung der Kapillare (Haargefäße). Der Saft ist reich an Acemannan, den unser Organismus bis zum 18. Lebensjahr selbst produziert. Nachdem die Produktion dann nachlässt, sorgt der menschliche Organismus dafür, dass Acemannan mit der Nahrung aufgenommen wird. Acemannan wird in den Zellmembranen abgelagert und sorgt für ein intaktes Immunsystem. Es dient unter anderem als Basis für alle Zellen, für die Haut, die Arterienwände, die Muskulatur, beteiligt sich bei der Gelenkschmiereproduktion, beugt somit Arthritis vor und vernichtet Proteinwände der Aids-Viren und der Krebszellen.
Der Saft der Aloe stand bereits im alten Ägypten für Schönheit, Gesundheit und Unvergänglichkeit. Über 300 Arten sind bekannt, jedoch besitzt nicht jede diese speziellen Eigenschaften. **Aloe vera** und **Aloe ferox barbadensis** bieten die beste Unterstützung für den menschlichen Organismus. Ihr Extrakt enthält etwa 200 wertvolle, rein biologische Inhaltsstoffe. Zum Verzehr empfehlen sich je nach Bedarf ein- oder zweimal täglich 50 bis 150 ml - egal, ob pur oder gemischt mit Fruchtsaft.

- **Bei Krebs im fortgeschrittenen Stadium** werden täglich 480 ml des puren Aloe-Saftes eingenommen. Der Saft heilt nicht unbedingt, er hilft aber, den Verlauf der Erkrankung zu verzögern.
- **Bei Polypen** wendet man zusätzlich zur inneren Einnahme auch Kompressen an.
- **Bei Hämorrhoiden** helfen Kompressen sowie eine selbst gemachte Kerze aus Aloe-Saft-Eiswürfeln. Man friert den Saft in Form einer kleinen Kerze ein. Gefroren führt man sie für fünf Minuten in den Anus ein.

INDIGOKINDER

Was ist ein Indigokind? Unsere Mutter Erde ist Zyklen unterworfen, die jeweils 28.000 Jahre andauern. Das heißt, 28.000 Jahre lang herrscht auf unserem Planeten eine - zurzeit blaue - Strahlung. Zwischen diesen Zyklen gibt es sogenannte »Bandscheiben« oder »Dämpfer«, deren Dauer circa 50 Jahre beträgt. Seit dem Jahr 1980 herrscht eine dunkelblaue Strahlung, die Indigostrahlung. In dieser Zeit werden viele sogenannte Indigokinder geboren. Die Vorzeit dieser »Bandscheibe« bezeichnet man als »Präindigozeit«. In dieser Zeit wurden also die sogenannten »Präindigokinder« geboren. Diese ähneln den Indigokindern, jedoch gibt es teils unterschiedliche Merkmale. Es sind Menschen, die den Indigos ähneln, die aber noch altes Karma besitzen. Sie sind ab etwa 1955, also vor der Indigozeit, geboren.

Einige in der heutigen Zeit geborene Kinder bezeichnet man als »Indigokinder«, als Seelen ohne altes Karma, sie sind »gereinigt«. Ihr Karma bilden sie im Hier und Jetzt, sie sind also nicht mit Karma aus einem Vorleben belastet. Indigokinder sind alte Seelen und haben dementsprechend auch viel altes Wissen mitgebracht. Indigokinder sind somit die Kinder der neuen Zeit.

Wir können täglich Kinder beobachten, die sich nicht entsprechend der Gesellschaftsnorm verhalten. Viele Eltern sind hilflos und versuchen alles, damit die Kinder den gesellschaftlichen Maßstäben entsprechend reagieren, doch wenn es sich um einen Indigo handelt, sollte man dies unterlassen, denn Indigokinder sollen die Gesellschaft verändern.

Die Anwesenheit von Indigokindern hat für unseren Planeten eine tiefere Bedeutung. Wenn wir lernen, auf diese Kinder einzugehen, lernen wir, auf uns selbst einzugehen.

Die Indigogeneration ist der Hoffnungsträger unserer Zukunft - wir stehen am Beginn einer neuen Entwicklung! Wir sollten uns diesen Menschen zuwenden.

Indigokinder verfügen hauptsächlich über Fähigkeiten des Sternzeichens »Wassermann«.

Wie erkennen Sie ein Indigokind? Ein »normales« Kind ordnet sich unter, während ein Indigokind radikal reagiert. Es weiß, wann es belogen wird - deshalb muss eine besondere Vertrauensbasis zu dem Kind aufgebaut werden. Indigokinder wollen alles haben, sind stolz, stur und schwierig, oft Außenseiter und haben die Fähigkeit, die dunklen Seiten ihrer Eltern und Bezugspersonen zu spiegeln. Darum ist es auch sehr wichtig, dass sich Eltern genau überlegen, welche Regeln sie für das Kind aufstellen. Hier funktioniert das Grundprinzip »Machst du dies, dann bekommst du das.«

Typische Merkmale des Indigokindes:

- kein altes Karma, keine alten Belastungen
- beliebt, aber auffällig
- will nicht gefördert werden, kommt selbst zum Ziel
- weiß schon in frühen Jahren, was es später werden will
- denkt wie ein Erwachsener; den Kindern seines Alters überlegen
- hoher Intelligenzquotient
- hartnäckig, starkes Selbstwertgefühl
- Begabung unter anderem für Hellsicht und Aurasehen
- wenige Bezugspersonen; am liebsten Erwachsene als Ansprechpartner
- braucht viel Lob, hat Schwierigkeiten mit Autoritäten
- mit Zwang geht nichts, nur mit Tricks, Diplomatie, Belohnungen
- Kind verändert die Gesellschaft und nicht umgekehrt
- kaum Ängste; versteht spirituelle Konzepte besser als physische
- Verdacht auf ADS (Aufmerksamkeits-Defizit-Syndrom)
- ist energisch und sprudelt vor Energie
- gutes Sozialverhalten, aber keine Gruppenarbeit
- will alles individuell schaffen
- will an der Spitze des Geschehens sein
- kreativ, spirituell

- naturverbunden, tierlieb, Tiere lieben und akzeptieren auch das Kind
- starke Reaktion auf Zusätze im Essen
- sehr empfindsam, weint schnell

Ein Indigokind muss natürlich nicht die ganze Bandbreite der hier aufgeführten Merkmale aufweisen; mehrere davon reichen für eine Bestimmung aus.

Der Umgang mit Indigokindern: Indigokinder wissen, dass Menschen im Gleichgewicht mit ihrer Umwelt leben sollten. Deshalb lassen sie sich zu nichts zwingen, woran sie nicht glauben, selbst dann nicht, wenn ihnen vorgehalten wird, dass es um Glaubenssätze geht. Diese Kinder sind nach höheren Prinzipien ausgerichtet.

So akzeptieren sie auch keine Führung und Einengung von Menschen, die gegensätzliche Lebensansichten haben. Sie glauben nicht an Schuld oder Strafmaßnahmen und lassen sich daher auch nur sehr schwer bestrafen. Sie ignorieren Menschen, die sie nicht akzeptieren, wollen unabhängig sein und lassen sich nichts gefallen.

Indigokinder weisen öfter Krankheitssymptome auf und haben Schwierigkeiten mit der Konzentration. Sie sind frustriert über die festgefahrenen Systeme, reagieren dann häufig rebellisch und aggressiv. Fühlt das Kind sich nicht verstanden, können massive Formen der Selbstzerstörung auftreten, unter anderem Nägelkauen, nervöses Augenzwinkern, oder sie laufen buchstäblich mit dem Kopf gegen die Wand.

Indigokinder haben eine vielschichtige Persönlichkeit und weisen ganz unterschiedliche Nuancen auf. Ich kenne einige von ihnen persönlich. Mir ist besonders aufgefallen, dass sie sehr helle, schöne Augen haben – womit nicht die Augenfarbe gemeint ist.

Doch Indigokinder sind nicht nur positiv, sie haben auch sehr viele negative Eigenschaften, besonders wenn sie in eine Depression verfallen und sich einsam fühlen oder von der Außenwelt abkapseln.

Wenn es für Eltern schwierig wird, mit ihrem Kind zurechtzukommen, sollten Liebe und Geduld aufgebracht werden. Was den Umgang mit einem Indigokind erleichtert, sind bestimmte Energieübungen wie die Behandlung mit Reiki. Indigokinder reagieren auch gut auf Bachblüten, Meerwasser und Aura-Soma-Öle. Ist das Kind gereizt, empfehlen Kenner Aura-Soma **Erzengel Raphael, Königsblau, Flasche Nr. 96.**

Indigokinder müssen immer ihr kreatives Denken erweitern. Sie brauchen beispielsweise Farben zum Malen oder Knetgummi, womit sie sich beruhigen können. Auch der Umgang mit Tieren und der Natur ist für diese Kinder wichtiger als für normale Kinder.

Meditative Stunden sind für Indigokinder lebenswichtig; dabei finden sie ihre innere Ruhe. Haben Sie ein Indigokind, setzen Sie sich mit ihm in einen ruhigen Raum bei Meditationsmusik, und reden Sie mit leiser Stimme zu ihm.

Zur Unterstützung des Emotionalkörpers und für die Energieverteilung im Körper haben sich längliche Kristalle bewährt. Besorgen Sie zwei Kristalle für das Kind; es soll diese immer wieder in die Hände nehmen.

Viel seelische und körperliche Zuwendung der Eltern ist sehr wichtig; das Kind muss ernst genommen und geliebt werden, es muss berührt werden und braucht den Blickkontakt.

Ein Indigokind braucht Eltern, bei denen Prinzipien nicht nur leere Worte sind, die ihre Prinzipien im Alltag umsetzen und danach leben, denn diese Kinder spüren genau, wenn das gesprochene Wort mit den Gefühlen eines Menschen nicht übereinstimmt. Genau wie alle anderen Kinder müssen natürlich auch Indigokinder ihre Grenzen gesetzt bekommen und Regeln einhalten. Wichtig dabei ist allerdings, dass die Grenzen und Regeln dem Kind gerecht erscheinen und die Eltern diese auch einhalten.

Der Tag der Inidigokinder sollte geregelt ablaufen, da sie klare Strukturen brauchen. Dazu gehören kleine Aufgaben und Abmachungen; setzen Sie es nur nicht unter Druck, und behandeln Sie es außerdem immer wie einen Erwachsenen.

Mich erreichte kürzlich die folgende Anfrage, deren Beantwortung ich auch Ihnen nicht vorenthalten möchte, da sie - besonders für Eltern von Indigokindern - von großem Interesse und eine Hilfe sein könnte.

Frau S. hat solch ein Indigokind. Tochter Sarah hat verschiedene Allergien. Die Frage war: »Was hilft bei Indigokindern gegen Allergien?«

Dass Indigokinder sensibler sind als normale (aber was ist auf dieser Welt schon normal?) Kinder, wissen wir seit langem. Sie reagieren schnell auf die kranke Umwelt. Ein Mittel dagegen ist das Behandeln mit Schwarzkümmelöl. Das Kind sollte das Öl innerlich anwenden; eine Kapsel am Tag reicht völlig aus. Außerdem sollte man solch einem Kind den Zugang zur Natur ermöglichen. Hier kann ein Indigo sich selbst heilen und mit neuer positiver Energie versorgen, zum Beispiel durch eine Baummeditation, indem die Bäume umarmt werden.
Eine andere Methode gibt es natürlich auch. Indigokinder sind sehr stark empfänglich für fremde Energien; sie spüren sie und nehmen sie auf. Wenn etwas Negatives am Kind haftet, sollte man es mit Weihwasser abwaschen. Sechs Tage lang abends nach dem Duschen reibt man das Kind mit Weihwasser ein.

Der (Prä-) Indigo-Test: Ich biete Ihnen zum Abschluss noch einen Test an. Auch dieser hilft zu ermitteln, ob Sie ein (Prä-) Indigokind haben, oder ob Sie selbst vielleicht ein (Prä)Indigokind sind. Antworten Sie auf die folgenden Fragen mit »Ja« oder »Nein«. Beantworten Sie mehr als 90 Prozent der Fragen mit »Nein«, sind Sie oder Ihr Kind wahrscheinlich ein (Prä-) Indigokind.

1. Haben Sie Ihre Schulzeit geliebt?
2. Haben Sie viele Freunde gehabt?
3. Haben Sie sich nie als Außenseiter gefühlt?
4. Waren Sie immer gerne in der Schule?

5. Waren Sie immer pünktlich in der Schulzeit?
6. War Ihre erste Ausbildung vor Jahren Ihr Wunsch?
7. Haben Sie nur eine Ausbildung bzw. nur einen Beruf?
8. Wollen Sie Ihren Beruf noch bis zur Rente ausüben?
9. Wäre ein Angestelltenverhältnis etwas für Sie?
10. Wollen Sie lieber in einem Team arbeiten?
11. Macht es Ihnen Spaß, in einem Team zu arbeiten?
12. Mögen Sie Ihre Chefs?
13. Wenn Ihnen eine Veranstaltung nicht gefällt, bleiben Sie weiter dabei?
14. Verstehen Sie das Wort »Spiritualität« nicht?
15. Träumen Sie selten?
16. Geben Sie bei einer Auseinandersetzung leicht nach?
17. Sind Sie an Ihre Heimat gebunden?
18. Sind Sie ein Stubenhocker und gehen ungern in die Natur?
19. Lieben Sie keine Tiere?
20. Haben Sie viele Ängste vor der Zukunft?
21. Waren Sie nie auf irgendetwas allergisch?
22. Sind Sie immer ernst und weinen nie?
23. Sind Sie im Umgang mit anderen Menschen eher oberflächlich?
24. Ist Ihnen Ungerechtigkeit egal?
25. Reagieren Sie ruhig auf Schuldzuweisungen?
26. Sind Sie noch nie richtig ausgerastet?
27. Wollen Sie selbst nie etwas entscheiden?
28. Waren Sie nie oder nur selten erschöpft?

INNERES KIND

Das Innere Kind kann unsere verletzte Seele spiegeln. Es repräsentiert den Teil in uns, der durch unbewusste Prägungen bestimmte Verhaltensmuster annimmt.

Das Innere Kind könnte auch der wichtigste Teil unseres heutigen Lebens sein - deshalb ist es sehr wichtig, dass wir es pflegen. Wenn wir zu dem Inneren Kind oder zu unserem Unterbewussten keinen Zugang mehr haben, kann es passieren, dass wir verwirrt werden, depressive Phasen haben oder Stress in unserem Gefühlsbereich. Merken Sie sich, dass das Innere Kind ein wichtiger Teil unserer Seele ist. Er wird der rechten Gehirnhälfte zugeordnet, also der spirituellen Hälfte.

Wenn wir uns Vorwürfe machen, oder es macht uns etwas zu schaffen, dann spricht unser Inneres Kind. Unsere Wut, unsere Traurigkeit, unsere Ängste, unsere Zweifel, also unser Inneres, all dies ist das Innere Kind. Alle negativen Gefühle kommen von ihm.

In den verschiedenen Entwicklungsstadien des Menschen läuft dieser Prozess natürlich sehr oft unbewusst ab. Jeder Mensch hat verschiedene Verhaltensmuster. Diese Verhaltensmuster prägen uns das ganze Leben lang. Die Prägungen, die wir als Kind erfahren, bestimmen unser Leben heute. Jeder Erwachsene ist ein Kind - meist unbewusst, aber man kann das Innere Kind so weit kennen lernen und an sich ranlassen, dass man mit ihm eins wird.

Wenn wir das Innere Kind nicht verstehen oder aus den Augen verloren haben, gehen wir mit uns selbst sehr oft genauso um, wie wir früher behandelt worden sind. Haben wir in der Kindheit traumatische Erlebnisse gehabt und waren diese sehr schmerzvoll, so dass wir damals richtig unter Stress standen, können wir diesen Stress auch heute noch spüren. Haben wir diesen Stress damals in unseren sogenannten Seelenkeller oder unter den

Teppich gekehrt, kommen diese verdrängten Ereignisse heute wieder nach außen und stören unser Leben. Sie bringen uns Unruhe, zerstören unseren inneren Frieden. Die Schamanen sprechen hier auch von Seelenanteilverlusten.

Um diese Seelenanteile zurückzubringen und das Innere Kind auch wieder zu heilen, sollte man natürlich an die Ursachen gehen. So können wir viele krankhafte Auswirkungen und psychosomatische Erkrankungen lindern.

Wie finde ich nun den Kontakt zu meinem Inneren Kind? Es gibt verschiedene Möglichkeiten, mit dem Inneren Kind Kontakt aufzunehmen, zum Beispiel durch eine gute Meditation oder durch das Schreiben. Das Wichtigste dabei ist zu versuchen, Gefühle wahrzunehmen, sie anzunehmen und zu leben. All die Bedürfnisse, die wir haben, all das, was wir uns nicht gegönnt haben, sollte angenommen werden. Also suchen Sie nach Wegen, befriedigen Sie Ihr Inneres Kind, und alles im Leben wird Ihres sein, Sie werden sich alle Träume erfüllen können.

INNERE MITTE

Die eigene goldene Mitte zu finden, ist sehr wichtig. Man sollte sich in den Momenten, in denen man keinen Boden unter den Füßen fühlt, verstärkt mit Meditation beschäftigen und sich häufig in der Natur aufhalten, denn sie ist eine Kraftquelle, die uns energetisch schnell ausgleicht.

Gehen Sie einfach in einen Park oder einen Wald, suchen Sie einen schönen, alten Baum aus, der Ihnen gefällt, und umarmen Sie ihn; bleiben Sie an ihn angelehnt ein paar Minuten stehen. Sie werden spüren, dass Ihr Körper Energien von diesem Baum annimmt, so dass Sie die Kraft der Natur sozusagen aufsaugen. Anschließend sollten Sie sich setzen oder hinlegen und in dieser entspannten Atmosphäre noch weiter entspannen.

Wenn Sie sich einmal in der Woche solch eine Meditation gönnen, haben Sie gut für Ihren Geist und Ihren Körper gesorgt. Nie wieder müde sein, nie wieder schlapp werden ... Ist das nicht schön?

JUNG BLEIBEN

Sauerkrautsaft hält jung – trinken Sie häufiger ein Glas davon! Auch das Tragen von **Perlen** schützt die Haut vor Alterung, genauso wie das Zusammensein mit jungen Menschen jung hält. Doch wirklich jung bleibt nur der, der sich jung fühlt.

JOJOBAÖL

Dieses kaltgepresste, naturreine Öl der Jojobapflanze aus den Wüsten Mexikos und Australiens ist ein flüssiges Wachs. Schon die Indianer nutzten es als **Hautpflegemittel**. Es pflegt, nährt und regeneriert die Haut hervorragend, schützt vor **Faltenbildung** und **Austrocknen**, da dank ihm die Feuchtigkeit in der Haut gebunden wird.

KARIES

Gurgeln mit **Eichenrindenextrakt** stoppt Karies. Auch das **Ölziehen** ist eine wirksame Methode. Hierzu spülen Sie den Mund immer wieder mit etwas Salatöl und spucken es anschließend aus.

KARMA

Karma verbessern

Folgende Tipps helfen, Ihr Karma zu verbessern:

- Bilden Sie sich weiter, lernen Sie Neues.
- Analysieren Sie sich.
- Lassen Sie oft Kerzen brennen.
- Achten Sie auf das, was Sie denken – es kommt auf Sie zurück, auch Negatives. Gedanken wie Gesagtes sind stark und können wirken.
- Verschenken Sie in Ihrer Fantasie Geschenke an diejenigen, die Ihnen Angst einjagen.

- Vergessen Sie nicht, dass nicht nur das Leben Sie, sondern auch Sie das Leben beeinflussen.
- Seien Sie nicht zu materiell eingestellt.
- Versuchen Sie, nur in die Zukunft zu schauen und sich auf diese zu konzentrieren.
- Gehen Sie barfuß. Befeuchten Sie mehrmals täglich Ihre Fußsohlen und den siebten Halswirbel mit kaltem Wasser.
- Räumen Sie alle Fotos von verstorbenen Menschen weg.
- Legen Sie nie Fotos von Lebenden und Verstorbenen in dasselbe Album.
- Wenn Sie Gold tragen, reinigen Sie es jeden Tag mit etwas Weihwasser.
- Wenn Sie gerne reisen, versuchen Sie nachzudenken, wo Sie schon überall waren und was Sie mit diesen Ländern verbindet. Bestimmt hatten Sie einige Aufgaben an diesen Orten, oder es wurde sogar etwas Karmisches aufgelöst. Zufälle gibt es nicht!
- Der Solarplexus (Sonnengeflecht – Magengegend) ist der Nabel des Karmas. Tragen Sie bei energetischen Arbeiten einen schwarzen Opal oder Onyx genau auf dieser Höhe; er wird Sie schützen.
- Die beste Ernährung für Ihren Astralkörper ist die Liebe!
- Unser Karma ist durch verschiedene Karmaarten bestimmt. All diese Arten sind miteinander verbunden; diese sind Familienkarma, Länderkarma, Ortskarma und Planetenkarma.

Karmische Wirkung beim Menschen: Jeder Mensch steht unter dem Einfluss verschiedener Karmaarten.

- **Eigenes Karma** ist die Summe der Taten, die die Seele in verschiedenen Leben begangen hat und ist meist negativ. Eigenes positives Karma weisen höchstens 15 Prozent, negatives Karma 50 Prozent und neutrales Karma 35 Prozent der Menschen auf.

- **Beziehungskarma** ist eine Erfahrung zwischen zwei Seelen. Ein positives Beziehungskarma ist selten - nur maximal 2 Prozent aller karmischen Beziehungen sind positiv. Meist ist das Beziehungskarma neutral (48 Prozent) oder negativ (50 Prozent).
- **Familienkarma** ist die Summe aller Taten, die die Familienmitglieder in den letzten sieben Generationen begangen haben. Es kann nicht von einem einzelnen Menschen bearbeitet werden; deshalb wird es meist losgelassen. Das Familienkarma setzt sich ausgewogen aus positivem (33 Prozent), negativem (33 Prozent) und neutralem (34 Prozent) Karma zusammen.
- **Städte-/Länderkarma** bedeutet, dass jede Stadt und jedes Land ein eigenes Karma aufweist, bestimmte Orte sind mal mehr und mal weniger belastet. So kommen alle drei Formen zu je circa 33 Prozent vor.
- Das Prinzip des Karmas: Geburt - Tod - Geburt. Es bedeutet die Summe aller gesammelten Taten aus allen unseren Leben; es prägt unser Leben. Unser Karma zu verändern heißt, positiv zu handeln und nicht nur passiv zu warten. Auf jede Aktion - sei sie nun gut oder schlecht - folgt eine Reaktion.
- Im Laufe dieser verschiedenen Leben arbeiten wir unser Karma immer weiter ab - dadurch entwickeln wir unsere Seele! Eine Verbesserung des Karmas erreichen wir durch die Punkte **Einstellung, Taten und Erfahrungen.**

Karmische Beziehung: Eine karmische Beziehung ist immer schwierig und leidvoll und braucht eines ganz besonders: Geduld - dazu selbstverständlich Kraft und Energie. Um Ihnen das Wesen des Karmas näher zu bringen, möchte ich Ihnen einige Briefe zu lesen geben, die mich täglich erreichen.

»Lieber Vadim,
ich habe schon vor längerer Zeit mal mit dir gesprochen... über meinen Mann, der meinen Sohn und mich wegen seiner Kollegin verlassen hat. Bei einem Gespräch spürte ich, dass es ihm gar nicht gut ging. Ich hatte auch erfahren, dass ihn seine Freundin sehr unter Druck gesetzt hatte. Ich bekam auch schon schriftlich von seinem Anwalt mitgeteilt, dass er seine Freundin so schnell wie möglich heiraten will, und ich doch mal begründen sollte, was mich veranlasst zu glauben, er würde zu mir zurückkommen. Wieso habe ich diesen Mann so lieb? Wieso kann ich ihn nicht loslassen, und wieso habe ich so viele Fehler gemacht, und warum habe ich ihm nicht mehr das Gefühl gegeben, ihn zu lieben? Du sagtest mir damals, er wird 2005 wieder vor mir stehen, denn wir haben eine karmische Beziehung. Er ist da ...

Manuela.«

»Hallo Vadim!
Wir haben vor genau einer Woche miteinander gesprochen. Es war ein längeres Gespräch. Bei mir müssen die Dinge immer eine Zeit lang wirken. Ich habe lange über deine Worte nachgedacht, ihnen nachgefühlt. Dabei hatte ich oft ein Gefühl, das ich als ›Bauchschmerzen‹ beschreiben möchte. Ich hatte dich häufig im Fernsehen gesehen und fand dich richtig klasse. Du gibst den Menschen Tipps mit auf den Weg – auch über das Thema ›Loslassen‹ – mein Thema. Ich hatte mich entschlossen, dich anzurufen, in der Hoffnung, Hilfe in meiner seelischen Not und Qual zu bekommen. Es war ein nettes Gespräch, in dem auch mal gelacht wurde – das ist sehr wichtig für mich trotz/wegen meiner Not. Du hast meinen ›Partner‹ recht gut erkannt und auch, dass wir eine karmische Beziehung haben. Deine Erläuterungen zum Karma waren gut nachvollziehbar, und du hast mir einen Tipp gegeben.
Auf meine Frage, ob das Karma aufzulösen sei, weil sich diese Quälbeziehung schon so lange hinzieht, kam von dir ein recht lockeres ›NEIN‹. Von dir kam ein Tipp zur Reinigung (Ei im Wasserglas). Ich bin dem

gefolgt. Als Naturwissenschaftlerin habe ich eine Blindprobe angesetzt (weit weg von dem anderen Glas). Nach einer Woche zeigten beide Eier das gleiche Verhalten: leichte Schlierenbildung.
Du hast die Bemerkung gemacht, dass es sich um ein neutrales Karma handelt (vier bis sechs Jahre) und wir es bald durchgearbeitet haben. Ich sagte dir, dass wir jetzt ins fünfte Jahr gehen.
Vadim, ich habe von anderen Zeitangaben gehört, zum Beispiel drei Tage, Wochen oder sieben Stunden, Tage, Wochen oder auch acht Wochen. Jedes Datum ist verstrichen, und in der Realität gab es immer schlimmere Streitigkeiten - bis hin zum kompletten dreimonatigen Kontaktabbruch. Das mit einem Menschen, den ich Tag für Tag bei meiner Arbeit sehe. Ja, wird er kommen? Hast du die Not, die Qual nicht gesehen, die Suche nach Hilfe nicht gespürt, um mit dem Durcheinander der Gefühle klarzukommen, aus dem es angeblich kein Entrinnen gibt?
Vadim, ich habe nur eine vage Vorstellung von dem, was ihr leistet. Ihr tragt eine große Verantwortung. Die Menschen vertrauen euch zum Teil ihre intimsten Nöte an und hoffen auf Hilfe. Manchmal habe ich im Fernsehen Menschen mit purer Verzweiflung gehört. Die Menschen haben nach den Gesprächen bestimmt keine ruhigen Nächte oder Tage mehr verlebt ... Sie sind nach dem Gespräch in sich zurückgefallen und mussten mit sich zurechtkommen. Das ist bei jedem so, auch bei euch. Ihr sagt, ihr könnt in die Zukunft sehen - was ist, wenn die Vorhersage aber stark verletzt, Träume zerstört, die Lebenskonstruktion ins Wanken bringt? Vadim, ich kann über das, was ihr tatsächlich zu leisten vermögt, nicht urteilen.
In vier bis fünf Monaten, spätestens Anfang Herbst, weiß ich mehr über deine Vorhersagen, und dann werde ich mich wieder bei dir melden.
Regina.«

Liebe Leser, aus solchen Briefen wird immer wieder klar, wie viel Leid in einer Beziehung vorhanden sein kann. Aus meiner jahrelangen Praxis weiß ich nur zu gut, wie quälend dies für die Betroffenen ist.

»Liebe Regina,
danke für deine ehrliche Antwort. Deine Offenheit hat mich tief beeindruckt, und ich möchte dir eine Antwort geben.
Ich kann mich an die Legung gut erinnern, es ist noch nicht so lange her. Doch Karma auflösen ... wenn ich es höre, bekomme ich eine Gänsehaut. Wie willst du etwas auflösen, was schon passiert ist? Karma definiert man als Summe aller Taten, die die Seele begangen hat, es ist eine Energieform. Aus der Physik (!) weiß man, dass Energie nicht verloren gehen kann, sie wird höchstens umgewandelt, aber nicht vernichtet. Die Natur kennt keine Vernichtung. Eine Umwandlung – ja. Deshalb akzeptiere mein ›Nein‹ zu dem Thema ›Karma lösen‹. Man kann das Karma in einer Beziehung loslassen, aber erst nach vielen Jahren. Leider erst, wenn man das Karma durchlebt hat. Das Abtragen von Karma passiert durch Leid, die eigene Einstellung und die Taten, das ist das Trio, mehr gibt es leider nicht. Auch wenn es noch so schlimm klingt ... doch, jeder Mensch ist täglich in der Lage, an seinem Karma zu arbeiten, es zu verbessern, sich besser zu erkennen, um nicht ständig neues Karma aufzubauen.
Der Tipp mit dem Ei: Wenn man mir das nur erzählt hätte, wer weiß, sicher hätte ich auch daran gezweifelt, dass es funktioniert. Doch ich konnte es selbst mit eigenen Augen staunend beobachten, wie es anderen Menschen geholfen hat.
Wissenschaftlich können wir Menschen nicht viel beweisen, da unser Gehirn nicht so weit entwickelt ist. Hätte ich selbst einige Ereignisse in meinem Leben nicht gesehen, würde ich heute an vieles vielleicht nicht glauben. Auch bei mir dauerte es Jahre, bis diese Phänomene, die ich früher nie akzeptiert hätte, für mich zur Normalität wurden. Selbst heute noch versuche ich, wissenschaftlich zu denken oder wenigstens einiges zu begründen. Wenn man etwas nicht kennt und dazu ›Nein‹ sagt, ist es immer noch kein Beweis, dass etwas nicht existiert. Eine Eireinigung wird von Schamanen in Amerika, Russland etc. seit Tausenden von Jahren angewendet. Wieso? Weil es nie geholfen hat oder weil es Spaß macht,

die Eier zu zerschlagen? Natürlich nicht. Man benutzt diese Methode bis heute, weil sie hilft. Wenn man etwas nicht wissenschaftlich belegen kann, heißt es noch lange nicht, dass es nicht funktioniert. Vor Jahren hätte keiner an Elektrizität oder kosmische Reisen geglaubt, nicht mal an ein Handy ... Man glaubt bis heute nicht an Geistheilung, Homöopathie oder an das Handauflegen. Aber sie helfen ... Auch bei Tieren und Kleinkindern, die nicht daran glauben, weil sie nicht so weit denken können. Dieser Tipp hat in meiner Praxis vielen Menschen geholfen, ihre Belastungen, Schmerzen, seelische oder körperliche, Migräne usw. loszuwerden. Deshalb gebe ich ihn an meine Kunden weiter.

Was deine karmische Beziehung betrifft ... Du wirst von ihm irritiert, das weißt du. Wenn ich dich anlügen würde oder dir sagen würde, dass es vorbei ist, bringt dich das nicht weiter. Ich bleibe immer bei der Wahrheit, auch wenn sie schmerzt. Mir geht es um meine Kunden, damit sie jetzt oder später die Materie verstehen. So können sie besser damit umgehen.

Oft muss man sich verändern und die Welt so annehmen, wie sie ist. Die Naturgesetze akzeptieren, auch wenn man sie nicht versteht oder wissenschaftlich nicht begründen kann und wenn die Tatsachen einen schmerzen. Ich wünsche dir alles Liebe und viel Kraft.

Vadim.«

Liebe Leser, nicht jede Beziehung muss vom Karma abhängig sein! Es gibt aber, wie anfangs beschrieben, verschiedene Karmaformen: eigenes Karma, Familienkarma, Beziehungskarma und so weiter. Handelt es sich um eine Beziehung zwischen zwei Menschen, spricht man von einer »karmischen Beziehung«. Hierbei muss aber unterschieden werden, welches Karma beide verbindet: positives, negatives oder neutrales. Das positive Karma entwickelt sich über einen Zeitraum von zwei Jahren, die neutrale Form der Karmabeziehung dauert circa sechs Jahre und bei einer negativen karmischen Beziehung dauert es im Durchschnitt bis zu 30 Jahre, bis man entweder zusammenfindet oder sich überhaupt findet.

Man unterteilt Beziehungen in

- karmische Beziehung,
- karmische Verwicklung,
- seelische Verbindung,
- Dualität der Seelen.

➢ Unter einer **karmischen Beziehung** versteht man, dass zwei Personen in einem oder in mehreren Leben liiert oder als Partner füreinander vorgesehen waren.

➢ Eine **karmische Verwicklung** besagt, dass man miteinander zu tun hatte, jedoch nicht immer als Partner füreinander vorgesehen war. Dazu zählen beispielsweise die Mutter-Kind- und die Geschwisterbeziehung.

➢ Unter einer **seelischen Verbindung** versteht man zwei Seelen, die sich in vielen Inkarnationen begleiten.

➢ Unter einer **Dualität der Seelen** versteht man eine geteilte Seele, die sich in zwei Teile auf zwei Menschen aufgeteilt hat, weil die ursprüngliche Seele mehrere Ziele verfolgt, die sie in einem Körper nicht erleben kann. Diese zwei einzelnen, meist getrennt lebenden Teile der dualen Seele versuchen zueinanderzufinden. Eine Beziehung ist bei dieser Karmaform nicht vorgesehen.

Ich gehe noch etwas näher auf die **karmische Beziehung** ein:
Diese Beziehung ähnelt einem Gummiband, das zwischen beiden karmischen Partnern gespannt ist. Durch das Band vertauschen sich die Energien der beiden Personen - somit fühlt ein Partner, wie es dem anderen geht. Man kann nicht miteinander, aber auch nicht ohneeinander, und man bekommt den Partner nicht aus dem Kopf, auch wenn er längst fort ist. Meist sollten die Personen zusammenfinden, um Geduld zu lernen, sich zu öffnen oder sich zu verändern. So hat jede karmische Beziehung ihre jeweils eigenen Ziele.
Die karmische Beziehung ist die klassische Form des Karmas.

Merkmale: Bei einer karmischen Beziehung hat sich die Seele verschiedene Ziele gesetzt, die gelernt werden wollen:

- Geduld üben, Gefühle entfalten, Gefühle zeigen, Probleme verarbeiten, zueinanderfinden.
- Typisch für eine karmische Beziehung sind viele Probleme zwischen beiden karmischen Partnern wie Verletzung, Angst und steinige Wege. So sind wiederholte Trennungen und das erneute Zusammenkommen Bestandteil einer solchen Beziehung - oftmals ist eine langsame Entwicklung zu beobachten.
- Die Partner können nicht miteinander, aber auch nicht ohneeinander sein.
- Die Partner bekommen sich gegenseitig nicht aus dem Kopf.
- Beide Partner spüren eine unbeschreibliche gegenseitige Anziehungskraft, denken und spüren, dass sie sich ewig kennen; sie ergänzen sich dadurch.
- Ein Energieaustausch zwischen beiden Partnern ist ständig vorhanden. Jeder fühlt, wie es dem anderen geht. Versucht man, das Gefühl gewaltsam zu verdrängen, gelingt es meist nicht.
- »Zufällige« Begegnungen, spontane Treffen, mit denen man nicht gerechnet hat, sind eben keine »Zufälle«.
- Liebe auf den ersten Blick und ein großes Vertrauensgefühl waren von Anfang an vorhanden.
- Es gibt Probleme aus dem Vorleben, die ver- und bearbeitet werden müssen, wobei beide Partner eine ähnliche Vergangenheit haben.
- Oft sind die Partner noch in einer alten Partnerschaft gebunden und müssen eine Entscheidung treffen.
- Auch die Charaktere und Hobbys der Partner ähneln sich.
- Karmische Beziehungen entstehen oftmals durch Berufliches.

➣ Spirituelle Interessen sind mindestens bei einem der beiden Karmapartner vorhanden.

Wie eine karmische Beziehung funktioniert, kann man sich am Beispiel eines Apfels vorstellen, der von beiden Partnern angebissen wurde. Meist kaut einer der Partner mehr an dem Apfel als der andere. Hat ein Partner seine Hälfte »gegessen«, ist er in der Lage, loslassen zu können - vorher nicht.

Beim Karma geht es immer um Energien! Stellen Sie sich diese Energien noch einmal als Gummiband vor, das zwischen zwei Personen gespannt ist. Lehnt sich die eine Person zurück, wird das Gummiband angespannt. Diese Anspannung bringt den anderen Partner automatisch in Bewegung. Lehnt sich also der eine mehr zurück als der andere, wird der andere aktiv, er handelt, sucht den Kontakt.

Karma ist aus dem Leben nicht wegzudenken, denn es lässt sich nicht einfach verbannen. Das liegt daran, dass der Mensch kaum fähig ist, unvollendetes Karma loszulassen - jedoch ist er in der Lage, darauf zu achten, nicht ständig neues aufzubauen.

KINDERKRANKHEITEN ALLGEMEIN

auch Schwäche

Ist das Kind schwach und gesundheitlich angeschlagen, empfiehlt sich (neben der Konsultation eines Arztes!) das Entzünden einer **grünen Kerze**, deren flüssiges Wachs in ein Glas Wasser gegeben wird. Nun wird viermal das Vaterunser oder ein anderes **Gebet** gesprochen und das Glas für zwei Minuten an den Oberkopf des Kindes gehalten. Zum Schluss wird das Wasser weggeschüttet.

Ist das kranke Kind zudem dünn, empfiehlt es sich, dem Kind eine Tasse **frische Milch** zu geben; eine weitere Tasse frische Milch wird **zeitgleich einem jungen Rüden** zu trinken gegeben. Währenddessen sagt man folgenden Satz: »Kraft Gottes, hilf und beschütze das Kind und den Rüden. Beide sollen sich nicht quälen, Amen.«

KIND BERUHIGEN

Das Wichtigste überhaupt ist, das Kind liebevoll zu **umarmen**; dadurch erhält es Ihre Energie und Ihre Liebe. Bis zum siebten Lebensjahr brauchen Kinder die Energien von den Erwachsenen besonders.
Bei einem schreienden Kleinkind versuchen Sie zudem Folgendes:

- Stellen Sie jeden Tag ein Glas **Wasser** unter sein Bettchen, und schütten Sie dieses am nächsten Morgen weg.
- Alternativ können Sie eine **Eireinigung** durchführen, die sehr wirksam ist - zu lesen unter »Angst« und »Ei aus schamanischer Sicht« (Seite 30ff und 78ff).
- Auch **Weißkraut** wirkt beruhigend. Dünsten Sie einige Weißkrautblätter 20 Minuten lang in einem Topf, und decken Sie anschließend das Kind mit den abgekühlten angedünsteten Blättern bis zur Brust zu. Ein Glas Wasser, das vier Stunden lang auf einem blauen Papierstreifen stand, kann dem Kind zusätzlich zu trinken gegeben werden.

KISSEN FÜR IHRE GESUNDHEIT

Ein »Gesundheitskissen« verhilft zu neuer Lebenslust und eignet sich ebenso bei Blutdruckproblemen. Sammeln Sie einfach in Garten oder Wald frische Blätter von Lavendel, Himbeere, Birke, Koriander, Eiche und Pfefferminze, und geben Sie alles in ein Kissen.
Für eine kleine Reinigung beschaffen Sie sich ein Dinkelkissen. Dieses sollte jedoch niemals länger als eine Woche benutzt werden, sondern danach muss der Inhalt ausgewechselt werden. Das Getreide speichert nämlich die schlechte Energie und leitet sie zurück.

KLANGSCHALEN

Die Klangschalentherapie ist eine Wiederentdeckung und Belebung einer alten schamanischen Tradition. Meist sind Klangschalen aus Kupfer hergestellt, und durch das Klopfen an dieser Schale wird eine Schwingung erzeugt, die auf den Körper weitergeleitet wird.
Die Schalen wurden im Himalaja (Tibet) ursprünglich als Opferschalen für Götter und zum Servieren von Essen verwendet. Sie trugen eine starke Lebenskraft in sich, da sie alle handgeschmiedet waren. Kaufen Sie deshalb niemals maschinell gefertigte beziehungsweise seelenlose Schalen.

In der Natur besteht alles aus Schwingungen, und jede dieser Schwingungen setzt sich in Töne um, die als Musik wahrzunehmen sind. Selbst im Traum empfängt unser Ohr Geräusche, wobei Alltagsgeräusche uns teilweise reizen und depressiv machen, eine »Klangschalenmassage« hingegen ist die reinste Wohltat für unseren Körper und unsere Seele! Sie gleicht uns aus, hilft uns, zur goldenen Mitte zu finden und an uns zu glauben. Diese besänftigende Schwingung ist somit auch ideal zum Meditieren geeignet.
Es ist nicht einfach, diese Transparenz und die Weite des Universums in Worte zu fassen, doch wer sich mit solchen Klangschalen beschäftigt hat, weiß und versteht, dass diese »göttliche Musik« den Menschen zum Umdenken führen kann.

Zum Chakrenausgleich sind diese Klangschalen auch bestens geeignet. Dafür werden sie direkt auf verschiedene Körperteile gelegt und bringen diese zum Klingen – dieser Klang ist Kraft und Energie, die sich von Zelle zu Zelle durch den ganzen Körper bewegt, denn die Zellen im Körper kommunizieren durch feine Vibrationen miteinander. Wenn man an die Schale »klopft« und sie damit zum Vibrieren bringt, schwingt diese Vibration also zu jeder Zelle.
Da Vibration Bewegung und Bewegung Farbe ist, kann man für jedes Chakra eine geeignete Schale aussuchen, deren Klang der Farbe des Chakras

angepasst wird. Durch die »Klangschalenmassage« wird die Körperenergie angeregt und fließt besser. So kann man leicht und angenehm entspannen und wird mehr Freude und Liebe verspüren.
Manchmal löst die Klangschalentherapie allerdings auch negative Reaktionen aus wie zum Beispiel Wut, die verdrängt wurde und trotz guter Vorsätze vorher nicht zu lösen war.

Man sollte sich eine Schale immer intuitiv auswählen. Je nachdem, wie dick oder groß sie ist, ergibt sie einen anderen Klang.
Zu diesem Thema gibt es interessante Literatur. Probieren Sie es aus; schädliche Nebenwirkungen sind nicht bekannt.

KNOCHEN

und Bergbalsam

➢ **Bergbalsam** - Mumio (Mumijo) - gilt in Mittelasien und Tibet als wahres Wundermittel. In Russland kennt jeder diesen Balsam.

➢ **Bergharz** ist in der orientalischen Medizin seit mehr als 2000 Jahren bekannt, ebenso in Usbekistan, meinem Geburtsland. Es wird in Russland bereits seit Tausenden von Jahren verwendet; es ist vielfältig anwendbar und gehört deshalb in jede Hausapotheke.

Bergharz war damals sehr begehrt, aber auch teuer; es stand zeitweise höher im Kurs als Gold, und »normale« Menschen konnten sich dieses Mittel nicht leisten. Heute ist es aber für jedermann erschwinglich.
Bergbalsam stimuliert die Verdauung, das Immunsystem, er erleichtert die Atmung und vieles mehr; überzeugen Sie sich selbst von der Vielfalt:

Zur inneren Anwendung empfiehlt sich Bergbalsam bei

- Knochen- und Gelenkbrüchen
- Sodbrennen, Übelkeit, Erbrechen, Aufstoßen, Schwindel

- Magengeschwüre und Geschwüre des Magen-Darm-Kanals
- Erkrankungen der Verdauungsorgane und der Harnblase
- Gastritis
- Colitis
- Mittelohrentzündung
- Kopfschmerzen
- Gesichtsnervlähmung
- Strahlenkrankheiten
- Sterilität – Männer wie Frauen
- Impotenz in jeder Form

Zur äußeren Anwendung empfiehlt sich der Bergbalsam bei

- normalen und entzündeten Wunden sowie Schnittwunden
- Hautgeschwüren
- allergischen Erkrankungen
- Verbrennungen
- Parodontose
- Schleimhautentzündung
- Hämorrhoiden

Klinisch getestete Varianten für eine Kur mit Bergbalsam:

I.) Zur Vorbeugung verschiedenster Krankheiten, auch in Akutfällen sowie zur Stressbekämpfung, wird eine Kur mit 60 Tabletten über einen Zeitraum von 40 Tagen durchgeführt bei folgender Dosierung:

- 10 Tage einnehmen
- 5 Tage Pause
- 10 Tage einnehmen
- 5 Tage Pause
- 10 Tage einnehmen

Bei Bedarf kann die Kur nach 20 Tagen wiederholt werden.

II.) Bei schwierigen, auch weit fortgeschrittenen Krankheiten wie Magengeschwüren, Knochenbrüchen und Allergien wird eine Kur mit 120 Tabletten über einen Zeitraum von 70 Tagen durchgeführt bei folgender Tagesdosierung:

- 30 Tage einnehmen
- 10 Tage Pause
- 30 Tage einnehmen

➢ **Beachten Sie die richtige Tagesdosis:**
- Körpergewicht bis 80 kg - 0,4 g (2 Tabletten)
- Körpergewicht 80 bis 100 kg - 0,6 g (3 Tabletten)
- Kinder bis zum 14. Lebensjahr - 0,05g (¼ oder ½ Tablette)

➢ **Wie sollten die Tabletten eingenommen werden?**
Vor der Einnahme werden die Tabletten ½ Stunde in Wasser aufgelöst, anschließend gut verrührt und dann erst eingenommen!

➢ Zusätzlich empfiehlt sich die Einnahme von **Weihrauchkapseln** oder das Auftragen von **Weihrauchsalbe** auf die schmerzenden Stellen.

➢ **Lehmwickel** bringen einen energetischen Ausgleich und lassen den Knochen und das Gewebe schneller heilen - einfach um die Bruchstelle wickeln.

Wichtig:

Konsultieren Sie bei Beschwerden immer auch einen Arzt! Die hier vorgestellten Ratschläge sind lediglich Zusatzmaßnahmen.

KOPFSCHMERZEN

Migräne, Wetterfühligkeit

- Gegen Kopfschmerzen hilft ein **Tee** aus je 10 g Melisse, Kamillenblüten und Silberweide, in 1/4 Liter Wasser gekocht, den Sie dreimal täglich trinken. Es helfen auch Baldrian und Lavendel als Tee zubereitet.
- Gut bewährt hat sich auch die **Zitrone**, von der Sie zwei Scheiben abschneiden. Diese fünf Minuten lang an die Schläfen halten.
- Eine beliebte Methode in Russland ist das **Auflegen von Sauerkrautblättern** auf den Kopf für 1/2 Stunde. Diese Methode kann bei Bedarf auch bei Gelenkschmerzen angewendet werden.
- Eine Mischung aus je 30 ml **Meerrettichsaft, Honig** und **Wein** wirkt nicht nur gegen Kopfschmerzen, sondern auch bei Nierenbeschwerden - außerdem stärkt sie die Lunge.
- Schamanen arbeiten auch sehr viel mit Düften. Wenn Sie Kopfschmerzen haben, versuchen Sie es mit Lavendelduft. Reiben Sie die Hände mit Lavendelöl ein, und atmen Sie den Duft mehrmals tief ein. Sie werden sehen, Sie profitieren davon. Man wird ruhig und gelassen sowie schmerzfrei.
- Versuchen Sie die Anwendung mit **Magnetstreifen**, die auf den Kopf gelegt werden.
- Sie können auch eine **Eireinigung** durchführen, die sehr wirksam ist - zu lesen unter »Ei aus schamanischer Sicht« (s. Seite 78ff).
- Die Eiche wird in der traditionellen Naturmedizin seit langem als Heilpflanze geschätzt. **Eichenblätter in die Socken** gelegt, wirken gut gegen Kopfschmerzen. Eichenblätter unter die Matratze gelegt, sorgen zusätzlich für einen besseren Schlaf.
- Schauen Sie fünf Minuten lang in **Kerzenlicht** - auch das kann den Kopfschmerz lindern.

KRAFT

Für mehr Kraft und Energie empfiehlt sich folgende Mischung:
Schneiden Sie zuerst 50 g Knoblauch sowie eine unbehandelte ganze Zitrone mit Schale in Stückchen, und mischen Sie diese mit 100 g Honig in 100 ml Sauerkrautsaft. Nachdem die Mischung zehn Tage lang gezogen hat, nehmen Sie dreimal täglich einen Teelöffel davon ein und trinken zusätzlich täglich 200 ml Sauerkrautsaft.
Auch eine **Haferkur** bringt Power und Energie, zu lesen unter »Darmprobleme« (s. Seite 73f).

Kraft von Lourdes

Viele von Ihnen haben vielleicht schon von dem Wasser von Lourdes gehört. Ich habe sogar einmal von einer Kundin das Wasser per Post gesendet bekommen, um es an meine Patienten zu verteilen, da ihm heilende Kräfte nachgesagt werden nach der Erscheinung Marias an dem Ort Lourdes, der nach der Vision zu einem heiligen Ort ernannt wurde. Wasser, wie Sie wissen, ist ein sehr starker Energiespeicher sowie ein Informationsträger, und das Wasser von Lourdes ist der Energiespeicher der Maria-Kraft. Das einzigartige Wasser bewirkt wahre Wunder und lässt Kranke gesunden. Die Energie dieses Wassers ist so hoch, dass schon neun Tropfen davon in einem Liter Wasser genügen, um dieses umzuwandeln.
Möchten Sie diese Energie selbst erfahren? Dann besorgen Sie sich dieses Wasser von Lourdes.

KRAFTTIERE

Mit diesem aus dem Schamanismus stammenden Begriff werden gute Geister bezeichnet, die uns begleiten. So haben wir alle gewisse Krafttiere an unserer Seite, die uns Energie spenden und im Alltag unterstützen; sie sind den jeweiligen Sternzeichen zugeordnet:

Steinbock	Bär, Krokodil, Hund, Luchs, kleine Vogelarten
Wassermann	Elefant, Reptilien, Goldfisch, Maus, Ratte
Fische	Kamel, Schaf, Fische, Schwan, Eichhörnchen, Schmetterling
Widder	Bär, Ziege, Affe, Hund, Reptilien, Biber
Stier	Kuh, Ochse, Papagei, Gans, Falke
Zwilling	Wal, Fuchs, Katze, Hund, Eidechse, Biene
Krebs	Elch, Delfin, Hund, Vogel, Ente, Krebs, Wespe
Löwe	Pferd, Tiger, Löwe, große Hunderassen, Wespe, Eule
Jungfrau	Esel, Schwein, kleine Hunderassen, Fledermaus
Waage	Wolf, Katze, Kondor, Schildkröte, Frosch
Skorpion	Hirsch, Tiger, Ente, Hase, Nagetiere, Spinne
Schütze	Pferd, Adler, Fische, Schlange, Nagetiere

KRANK SEIN

- Wenn Sie krank sind und verzweifelt, verbrennen Sie Ihre getragenen **Socken**, tauschen Sie Ihr **Kopfkissen** aus und sprechen Sie folgendes **Gebet**: »Feuergott, verbrenne meine Leiden, und befreie mich.« Lassen Sie danach einen ganzen Tag lang **Kerzen** in Ihrem Haus brennen (die Sie abends bitte wieder löschen; Sie sollten Kerzen zudem immer nur auf feuerfesten Unterlagen brennen lassen).
- Alternativ können Sie Folgendes anwenden: Versuchen Sie, **Asche** aus fünf verschiedenen Öfen oder Kaminen aufzutreiben. Gelingt dies nicht, machen Sie fünf Lagerfeuer und entnehmen daraus jeweils die Asche. Werfen Sie diese anschließend in den Wind, und sprechen Sie folgendes **Gebet**: »So, wie die Asche mit dem Wind fliegt, so soll auch meine Krankheit von mir wegfliegen. Amen.« Sie können diese fünf Lagerfeuer notfalls auch in fünf ausrangierten feuerfesten Blumentöpfen, natürlich auch außer Haus, entfachen. Zu den Lagerfeuern oder Blumentöpfen

stellen Sie Eimer mit Wasser, damit, falls Sie einen Brand entfachen, Sie diesen sofort löschen können.

- Im alten Russland ging man zu einem **Fluss**, steckte die Füße ins Wasser und betete zum Wasser, den Körper doch bitte vom Leid zu befreien. Anschließend lief man fünf Minuten lang barfuß am Ufer entlang.
- Für einen bettlägerigen Patienten bereiten Sie ein **Heubad** zu. Dazu sammeln Sie ein Kilo Heu und kochen es in zehn Litern Wasser. Sobald das Wasser abgekühlt ist, waschen Sie den Kranken damit ab. Sie können auch ein **Heukissen** vorbereiten. Legen Sie dazu bis zu sechs Kilo frisches Heu in einen Kissenbezug, der zum Schlafen dient. Nach einer Woche sollte dieses Kissen entsorgt oder verbrannt werden.
- Alternativ können Sie den Kranken täglich mit **Weihwasser** waschen.

KRÄUTER

Vorbereitung

Gesundheitsvorsorge und eine Verbesserung des Wohlbefindens gewinnen heute immer mehr an Bedeutung. Dabei wussten schon unsere Urgroßeltern, dass in Pflanzen und Kräutern heilende Kräfte stecken, und sie setzten diese auch vorbeugend ein, bis dieses Wissen immer mehr unterdrückt wurde, nicht zuletzt deswegen, weil man sie der Hexerei, des Okkultismus und der Zauberei bezichtigte. Nun erkennen wir wieder, wie hilfreich dieses alte Wissen ist!
Sie erhalten in diesem Kapitel viele wertvolle Tipps zur Kräutervorbereitung. Ich möchte aber vorab noch anmerken, dass diese Informationen nicht zur Selbstdiagnose geeignet sind. Ebenso darf nicht vergessen werden, dass viele Kräuter bei Überdosierung giftig sind. Klären Sie vor einer Anwendung bitte zuerst mit Ihrem Heilpraktiker, welche Kräuter für Sie in welcher Dosierung geeignet sind.

Blätter werden im Sommer gesammelt, wenn sie noch saftig sind. Kleine und dünne Blätter, wie zum Beispiel Erdbeerblätter, werden zusammen mit dem Zweig abgeschnitten.

Blüten werden nur im ganz geöffneten Zustand gesammelt und dann im Dunkeln beziehungsweise im Schatten getrocknet.

Knospen werden nur im Frühling gesammelt, bevor sie aufgegangen sind. Sie werden mit einem Messer vorsichtig abgeschnitten und an einem trockenen Platz ohne direkte Sonneneinstrahlung zum Trocknen ausgelegt.

Samen oder Früchte werden gesammelt, wenn sie ganz reif sind - mit Ausnahme der Hagebutte, die in noch nicht ganz gereiftem Zustand gepflückt wird.

Wurzeln werden im Herbst gesammelt, wenn der obere Teil der Pflanze schon gelb ist. Wurzeln müssen gut gewaschen und danach in größere Teile geschnitten werden, damit sie schnell trocknen. Persönliche Empfehlung von mir: Die Wurzeln - oder auch andere Kräuter - viermal täglich durchmischen; das erhält die frische Farbe sowie das Aroma. In Europa finden Sie zum Beispiel Baldrian-, Löwenzahn- und Wegerichwurzeln.

Pflücken Sie Heilkräuter bevorzugt an einem schönen, sonnigen Tag mittags, niemals am frühen Morgen, und günstigstenfalls hat es zum Zeitpunkt des Pflückens bereits zwei Tage lang nicht geregnet.

Folgendes ist beim Pflücken zu beachten: Es sollten nur bekannte Kräuter gesammelt und wirklich auch nur die Teile der Pflanzen gepflückt werden, die man benötigt. Pflanzen aus der Stadt oder vom Straßenrand sind zu meiden.

Sollte Ihnen das Pflücken und Sammeln nicht so zusagen, oder sind Sie unsicher, ob Sie die richtigen Kräuter haben, dann fragen Sie in Ihrem Fachgeschäft nach oder im Kräuterhaus. Zum Aufbewahren der getrockneten Kräuter eignen sich Papier- oder Baumwolltüten sowie Glasdosen, wo Kräuter bis zu zwei Jahre und Wurzeln bis zu drei Jahre halten.

Folgendes ist beim Trocknen und Verwerten zu beachten: Für die Herstellung von Heilkräutermischungen sollten alle Blätter, Kräuter und Blüten sowie Früchte und Beeren auf circa vier Millimeter zerkleinert werden, Wurzeln und Rinde auf bis zu zwei Millimeter.

- Die Mischung sollte in ein Porzellangefäß oder eine Glasflasche gegeben und mit vorher abgekochtem, noch warmem Wasser bei circa 25 Grad Celsius aufgegossen werden. Das Gefäß wird dann eine Viertelstunde lang erhitzt, indem es in kochendes Wasser oder in ein Dampfbad gestellt wird. Anschließend wird die Brühe durch ein Sieb gegossen.
- Auf 100 ml Wasser kommen normalerweise 10 g Rohstoff – eine Ausnahme bildet die Baldrianwurzel, die mit 30 g auf 100 ml Wasser kommt.
- Es gibt auch eine einfachere Möglichkeit, die Präparate zuzubereiten, indem man den Rohstoff einfach mit heißem Wasser übergießt und nach einer Viertelstunde absiebt. Die Kräuter dürfen allerdings nie kochen, da dann Heilstoffe und Vitamine verloren gehen.
- Die Mittel sollten in den nächsten zwei bis drei Tagen aufgebraucht werden.
- Für manche Kräuter ist Spiritus (med.) oder 38%-iger Wodka anstelle von Wasser geeignet. Der Rohstoff wird dann mit Wodka (100 ml Wodka = 5 g Kraut) begossen, und nach sieben Tagen ist das Mittel zu verwenden. Achten Sie darauf, dass der Aufguss nie trüb ist; er muss immer durchsichtig bleiben.

Kräuterwissen bei Hexen: Pflanzen sammeln war früher der Höhepunkt vieler Feste. Noch heute benutzen die großen Schamanen Sibiriens viele Pflanzen direkt aus der Natur, denn Schamanen und Hexen waren schon immer kräuterkundig. Auch wenn der Brauch längst in Vergessenheit geraten ist, so nehmen wir in der heutigen Zeit auch viele verschiedene Pflanzen zu uns, oft in Form von Medikamenten.

ZUBEREITUNGSARTEN

Tinkturen: Kräuter mit Alkohol angesetzt, ergeben eine Tinktur, die tropfenweise eingenommen oder für Umschläge benutzt werden kann.

Sirup: Pflanzen mit Zucker aufgekocht und ein paar Tropfen Alkohol dazugegeben – so entsteht der Kräutersirup.

Weine: Kräuter mit einem guten trockenen Wein angesetzt, zehn Tage stehen gelassen, abgeseiht und in eine dunkle Flasche abgefüllt, ergeben einen leckeren Kräuterwein, von dem täglich ein kleines Likörglas voll getrunken wird.

Salben: Als Grundlage dient Schweinefett. Kräuter werden in diesem Fett erhitzt und durch ein Tuch geseiht, dies ergibt eine Salbe, die immer wieder in kleinen Mengen neu hergestellt werden muss.

Kräuterkissen: Frische Kräuter werden in ein Leinensäckchen gefüllt, das erst zugenäht wird, wenn der Inhalt fast trocken ist – und fertig ist ein Kräuterkissen. Lavendel und Hopfen wirken hier Schlaf fördernd.

Kräuteröl: Frische Kräuter mit Olivenöl angesetzt, ergeben nach zehn bis zwanzig Tagen Kräuteröl.

Bäder: Ein Tee aus verschiedenen Kräutern zubereitet, wird dem Badewasser zugegeben.

Kräuter und ihre Anwendungsbereiche:

Alant dient zum Schutz. Die Pflanze wird getrocknet und als Amulett gegen Behexung am Leib getragen.

Anis dient der Schleimlösung und wird als Gewürz verwendet.

Arnika: Ihre Blüten werden äußerlich verwendet als entzündungshemmendes Mittel bei Rheuma und Verstauchungen; auch zum Gurgeln.

Baldrian: Seine Wurzeln helfen bei Nervosität und Unruhe. Baldrian ist dem Sonnengott Baldur geweiht - daher gilt er als Glück und Schönheit bringendes Mittel.

Bärlauch hilft gegen Blähungen; man verwendet ihn auch als Gewürz oder Salat.

Beifuß regt den Appetit an; wird auch zur Schutzräucherung verwendet - über der Eingangstür hängend vertreibt er alle Feinde.

Beinwell: Seine Wurzel dient, nur äußerlich angewendet, als entzündungshemmendes Mittel, hilft bei Prellungen, Zerrungen und Verstauchungen.

Birke hilft gegen Nierenleiden und bei Blasenbeschwerden als harntreibendes Mittel. In der Magie werden ihre Zweige als Mittel für Liebeszauber verwendet. Birkenwasser wird zur Haarpflege verwendet.

Brennnessel dient zur Blutreinigung und Entgiftung bei abnehmendem Mond; zur Vorbeugung gegen Nierengrieß wird Brennnessel als Tee eingenommen.

Efeu dient dem Schutz. Kinder und Erwachsene, die einen Efeukranz auf dem Kopf tragen, sind vor Verhexung sicher. Die Räucherung mit Efeu ist ein beliebtes Mittel, um Geister zu beschwören.

Eberesche hält Böses fern.

Eibisch nimmt man zur Hustenlinderung ein, und man verwendet es bei Wundsein für Bäder.

Eisenkraut: Seine Wurzel wird am Körper getragen, um Kopfschmerzen zu vertreiben. Da es dem Mars zugeordnet ist, kann es als Talisman gegen Feinde verwendet werden, oder man legt für gute Träume ein wenig davon unter das Kopfkissen.

Eiche ist bei entzündlichen Hauterkrankungen unersetzlich. Unter das Bett gelegt, wird sie auch gegen Kopf- und Rückenschmerzen verwendet. Ihr Laub nimmt man zur reinigenden Räucherung in der Wohnung.

Frauenmantel hilft gegen Frauenleiden und zur Linderung von Beschwerden in den Wechseljahren. Während der Entbindung werden der Mutter einige Zweige des Krautes, zusammen mit einem Rosenquarz oder Mondschein, in die Hand gegeben.

Farnkraut: Sein Samen bringt dem Besitzer Glück im Spiel.

Haselnuss: Mit einer Haselrute über den Körper streichen, das vertreibt negative Strahlungen. Der Haselnussstrauch gilt als heilig.

Hagebutte: Ihre Früchte werden als Tee oder Marmelade gegen Erkältungen verwendet.

Heidelbeere hilft bei Durchfallerkrankungen - die getrockneten Beeren werden verzehrt.

Heublumen helfen bei Rheuma und werden zur Entspannung eingesetzt.

Holunder: Seine Blüten und Früchte finden bei fieberhaften Erkältungen Verwendung.

Huflattich hilft bei Husten, Heiserkeit und Entzündungen - in Form von Tee oder Sirup.

Johanniskraut vertreibt böse Geister und löst Bündnisse. Man nimmt es bei leichten Depressionen, Angst, Unruhe und Erschöpfung.

Knoblauch hilft gegen Blähungen und Krämpfe, er reinigt das Blut und die Gefäße und senkt den Cholesterinspiegel. Zudem dient er dem Schutz vor Verzauberung und Verhexung und schützt vor dem bösen Blick.

Lavendel wird gerne für Duftkissen verwendet, wirkt auch gegen Motten und verbessert den Schlaf. Lavendel wird beim Geldzauber verwendet, da seine Räucherung Erfolg und Geld bringen soll.

Lorbeer: Geräuchert verleiht er die Fähigkeit, Verborgenes zu sehen; er wird als Götterbaum bezeichnet.

Lilie: Ihre Knolle dient als Schutzmittel gegen Zauberei.

Ringelblume: Sie wird bei Entzündungen als Salbe eingesetzt.

Salbei dient zum Gurgeln bei Infektionen, bei krampfartigen Verdauungsstörungen sowie nach Schutzräucherung. In einem kleinen Beutel am Körper getragen, schützt es vor Verhexung.

Venushaar hilft unterstützend bei folgenden Leiden:
Diabetes, Magen-Darm-Probleme, Unterleibsbeschwerden, Lungenerkrankungen, Gelenk- und Rückenschmerzen, Energiedefizit.

KREBS, TUMORE, PARKINSON

Naturmittel können Krebs zwar noch nicht heilen, doch einige verzögern das Fortschreiten der Krankheit und lindern die Beschwerden, so dass der erkrankte Mensch das Leben wieder genießen kann. Größtenteils sind Krebserkrankungen übrigens das Resultat einer erkrankten Psyche.

➢ Ein sehr gutes Mittel, besonders für Fälle, bei denen die Schulmedizin nicht mehr greift, basiert auf der Anwendung von Früchten. Man nimmt **drei verschiedene Äpfel**, einen grünen, einen halbreifen und einen sehr reifen roten. Den ersten Apfel rollt man im Uhrzeigersinn circa fünf Minuten lang um den Tumor, anschließend die beiden anderen Äpfel. Im Anschluss wird jeder Apfel einzeln in ein Stück Papier gewickelt und im Garten oder im Wald vergraben; man kann sie auch in ein fließendes Gewässer werfen. Alternativ kann man hier auch Zwiebeln verwenden. Man nimmt drei verschieden große Zwiebeln, rollt sie im Uhrzeigersinn um die erkrankte Körperstelle und verbrennt sie anschließend.

➢ Bei diesem Leiden kann man sich auch mit einem **Ei** behelfen, das man über den Bauch rollt. (Siehe dazu auch »Ei aus schamanischer Sicht« und »Angst«, Seiten 78ff und 30ff.) Das Ei wird anschließend weggeworfen.

➢ Auch **Efeutee** hilft bei Krebs. Eine Efeupflanze im Garten reagiert zudem heftig, wenn sich diese Krankheit im Haus oder in der näheren Umgebung befindet - dann beginnt sie schnell und heftig zu wuchern.

➢ Um verschiedene schleichende Leiden wie Krebs oder Parkinson zu heilen, arbeiten viele Heiler mit Visualisierungen beziehungsweise mit visuellen Instrumenten. Jeder Körper hat auch einen Phantomkörper, und man geht mit einer Kerze visuell in diesen Phantomkörper und sucht nach Flecken. Diese Flecken werden verbrannt, indem man sie mit der Kerze neunmal in einer Richtung umkreist und anschließend nochmals neunmal in der Gegenrichtung. Dabei spielt es keine Rolle, wie man anfängt, im oder gegen den Uhrzeigersinn.

➢ siehe auch »Pilze (chinesische)« auf Seite 203.

➢ zu »Tumore«, siehe auch Seite 242.

KUMMER

Sprechen Sie während des Duschens laut den folgenden Satz: »Mütterchen Wasser, spül von mir meinen Kummer ab.«

LEBER- UND MILZERKRANKUNGEN

- **Stutenmilch** sollte bei Leberschäden grundsätzlich eingenommen werden.
- Wenden Sie auch Löwenzahn, Ringelblumenblüten, Wegwarte und Wermut als **Teezubereitung** an.
- Bärlauch in Verbindung mit Olivenöl als **Brotaufstrich** hilft ebenfalls, die Leber zu entgiften.

Wichtig:

Schwere Leberleiden unbedingt einem Arzt vorstellen!

LERNEN

Bei Lern- und Konzentrationsschwierigkeiten entzünden Sie eine Kerze und schauen einige Minuten ruhig und konzentriert in die Flamme. Danach lassen Sie die Kerze weiterbrennen (auf einer feuerfesten Unterlage). Nun werden Sie konzentrierter sein und wieder besser lernen und arbeiten können.

LIEBESZAUBER

Dieses Gefühl kennt fast jeder Mensch: die Liebe! Liebe ist das Höchste, das wir haben; jeder sollte lieben und geliebt werden. Ohne Liebe würde der Mensch verkümmern. Versuchen Sie immer wieder, Liebe zu erzeugen, zu fühlen und weiterzugeben, denn die Liebe ist das Licht in unserem Leben, das uns weiterbringt; es bewirkt Glück und Genesung. Liebe muss natürlich aus dem Herzen kommen und sollte bedingungslos sein; nur die wahre Liebe erlöst uns von Eiden, Flüchen und schenkt uns Trost in der Not.

Ich möchte Ihnen einen kleinen Liebeszauber vorstellen, für den Sie nur drei weiße Kerzen aus der Kirche besorgen müssen. Führen Sie dieses **Ritual** an einem Montagabend durch, und essen Sie vorher bitte drei Stunden nichts. Auf drei kleine Zettel schreiben Sie den Namen Ihrer/s Liebsten. Diese werden je an eine **Kerze** gebunden, die Sie bis zur Hälfte abbrennen lassen. Nachdem Sie anschließend die Flammen gelöscht haben, legen Sie die Kerzen in einen Schrank.
Nun sprechen Sie ein **Gebet**: »Mein/e Liebster/Liebste (hier seinen/ihren vollen Namen nennen) soll sich auf mich freuen, bei Sonnenaufgang und in der Abendzeit. Amen, Amen, Amen.«

LORBEERWEIN

Für einen schmackhaften Lorbeerwein kochen Sie eine Mischung aus ½ Liter Rotwein und drei Teelöffeln Lorbeeren drei Minuten lang, lassen sie alles abkühlen und sieben Sie es anschließend durch – dies hilft als Verdauungshilfe nach dem Essen oder vor dem Zubettgehen.

LOSLASSEN

Oft kann man sich von alten Dingen nicht lösen. Eine meiner Klientinnen im höheren Alter kam beispielsweise einmal zu mir mit der Bitte, für sie in die Karten zu schauen. Sie könne sich nicht von ihrem alten Kater lösen. Sie redete und redete, bis ich schließlich erkannte, dass der Kater bereits tot war. Das Tier lag allerdings seit ungefähr zwei Jahren im Kühlfach. Die alte Dame konnte ihn nur nicht loslassen, denn sie war allein und einsam.
Etwas loszulassen ist oft sehr schwierig; der Mensch klammert »sehr gerne«. Oftmals hängt er sein Herz zudem besonders an die Dinge, von denen er sich eigentlich trennen will, und blockiert damit seine Energien.
Versuchen Sie, nicht zu klammern, lassen Sie Ihre Energien fließen, werden Sie leicht und locker!
Geht es um einen Expartner, den Sie nicht loslassen können, versuchen Sie Folgendes: Schreiben Sie ihm einen Brief mit all den Gedanken, die er wissen sollte. Dann verbrennen Sie diesen Brief und gehen unter die Dusche. Danach machen Sie eine Reinigung mit einem Ei, zu lesen unter »Ei aus schamanischer Sicht« und unter »Angst« (s. Seiten 78ff und 30ff).

LUNGENSCHMERZEN

Bei Lungenschmerzen muss unbedingt ein Arzt aufgesucht werden! Doch unterstützend kann man folgende Rezeptur anwenden:

Mehl, Hefe und Wasser werden zu einem Teig vermischt, dann etwas Olivenöl sowie Weinessig dazugeben. Dieser Teig wird nun im Ofen 20 Minuten lang zu einem flachen **Brot** gebacken. Anschließend wird es entnommen und liegen gelassen, bis es nur noch lauwarm ist. Nun wird es für 20 Minuten auf die Lungenpartie gelegt und anschließend weggeworfen.
Es kann alternativ auch **roher Teig** verwendet werden; auch diesen anschließend bitte entsorgen.

MAGEN- UND DARMBESCHWERDEN

Bauchschmerzen

Diese häufig vorkommenden Beschwerden sind nicht nur belastend, sie können auch Anzeichen schwerwiegender Krankheiten sein, zum Beispiel eines Magengeschwürs. Suchen Sie daher zuerst einen Arzt auf. Weiterhin gibt es interessante, alternative Heilmethoden.

- Zuerst ein Geheimtipp: Man nimmt **drei verschiedene Äpfel**, einen verfaulten, einen reifen und einen sehr schönen. Man rollt die Äpfel nacheinander und im Uhrzeigersinn circa drei Minuten um den Magen herum. Im Anschluss werden die Äpfel verbrannt oder in einen Fluss geworfen. Äpfel weisen eine hohe Schwingung auf und reagieren auf negative Energie – sie nehmen die Schmerzen auf und reinigen die betroffene Körperstelle.
- Zur Linderung von Schmerzen und Krämpfen empfiehlt sich ein heißer **Bauchwickel** aus Kamillen- und grünem Tee. Von jeder Sorte nimmt man zwei Teebeutel und bereitet sie in ¾ Liter kochendem Wasser zu. Ist der Tee nicht mehr zu heiß, taucht man ein Frottierhandtuch hinein, das

anschließend für 20 Minuten auf den Bauch gelegt wird oder mit dem man sich umwickelt. Damit der Bauchwickel länger warm bleibt, empfiehlt es sich, zusätzlich eine oder mehrere Wärmflaschen auf den Bauch zu legen. Im Prinzip können Sie sich mit mehreren Wärmflaschen belegen. Das Handtuch kann alternativ - zusammengelegt - auch als Kompresse dienen.

- Gegen Magenschmerzen hilft auch **Bernsteinwasser**: Nehmen Sie einen Bernstein, und legen Sie ihn in Wein, Bier oder Wasser. Nach zwei Stunden nehmen Sie den Stein heraus und trinken davon nach dem Essen ein Schnapsglas voll. Das Ganze zwei Wochen lang immer wiederholen.
- **Süßholz** ist ein sehr bewährtes Mittel gegen Magenschmerzen und Sodbrennen. Man bereitet daraus Tee zu, indem ein Teelöffel zerkleinerter Wurzeln in ¼ Wasser kurz gekocht wird; er muss anschließend nur noch eine Viertelstunde ziehen. Der Tee wirkt wohltuend und regeneriert die Schleimhäute im Magen und im gesamten Darmtrakt. Die Süßholzwurzel ist zudem schleimlösend und wird deshalb auch bei Bronchitis verwendet.

  Achtung: Man sollte nicht mehr als 300 ml – etwa zwei Tassen – davon trinken. Menschen mit hohem Blutdruck oder Ödemen sowie Schwangere dürfen die Süßholzwurzel sogar auf gar keinen Fall verwenden!
- **Sanddornöl** hilft mit lebenswichtigem **Vitamin B12** und wird aus den Sanddornbeeren gewonnen; man kann es selbst herstellen oder auch kaufen. Ein Vitamin-B12-Mangel führt in der Regel zu bedrohlichen Blutbildstörungen mit entsprechenden Folgen. Dabei werden rote und weiße Blutkörperchen sowie die Schleimhautzellen des Magen- und Darmtraktes (besonders bei Geschwüren) nicht mehr in den erforderlichen Mengen gebildet. Die Folgen sind in der Regel Blutarmut, Immunschwäche, Harnwegsentzündungen und eine starke Neigung zu Magen- und Darmerkrankungen. Vitamin B12 ist zudem unverzichtbar für den Fettstoffwechsel. Eine Unterversorgung führt unter anderem auch zu einer Schädigung der fettreichen Membranen der Nervenzellen; dies kann bleibende Nervenschäden zur Folge haben.

Ovulationshemmer senken den Vitamin-B12-Gehalt im Körper stark. So ist die Einnahme besonders wichtig für Frauen, die mit der »Pille« verhüten.
Auch bei bestimmten Magen- und Darmbeschwerden wird dieses Vitamin vermehrt benötigt, wie bei Entzündungen der Bauchspeicheldrüse, zur Heilung im Verdauungstrakt, aber auch zur Regeneration der Haut bei Verbrennungen. Es ist nachgewiesen, dass durch das Auftragen von Sanddornöl keine Brandnarben bleiben, nicht mal bei schwerem Verlauf. Insgesamt hat Sanddornöl pflegende Eigenschaften für die Haut; so wird es auch als Wirkstoff in Sonnenschutzmitteln verwendet.
Als Nahrungsergänzung wird das Öl besonders folgenden Risikogruppen empfohlen: Magen- und Darmpatienten (auch bei Magen- und Zwölffingerdarmgeschwüren), Menschen mit gestörter Bauchspeicheldrüsenfunktion, Patienten während der Behandlung mit Antibiotika, Menschen mit gestörter Darmflora, Vegetariern, Frauen, die mit der »Pille« verhüten, Menschen mit Brandwunden sowie Sonnenbrand.
Einnahme: In diesen Fällen sollte dreimal täglich bis zu ein Teelöffel Sanddornöl (5 ml) eingenommen werden! Mögliche - angenehme - Nebenwirkung: Gewichtsreduktion.
Neuestes Forschungsergebnis: Sanddornöl beugt Arteriosklerose und thrombotischen Prozessen vor!

➢ Bei Ernährungsstörungen empfiehlt sich eine Kur mit **Hühnerbrühe.** Anstelle der gewohnten Getränke trinkt man zwei bis drei Wochen lang jeden Tag bis zu zwei Liter Hühnersuppe.
Für die Vorbereitung dieser Suppe brauchen Sie ein Hühnchen, je eine Kartoffel, Zwiebel, Knoblauchzehe und Karotte sowie ½ Tasse Erbsen und drei Liter Wasser.
Das Hühnchen muss circa eine Stunde lang kochen - dann eine geschnittene Kartoffel zugeben und die Brühe zehn Minuten weiterkochen lassen. Das Gemüse wird klein geschnitten und kurz mit etwas Öl angebraten. Anschließend ins Wasser geben und das Ganze nun nochmals zehn Minuten kochen.

MAGIE

Okkultismus und Magie rücken immer mehr ins Bewusstsein der Menschen, viele suchen nach Befreiung von negativen Einflüssen und Energien. Magie bedeutet Arbeit auf einer höheren Ebene. Sie funktioniert, weil es sich hierbei um eine sehr feine Materie handelt, die die schwere, grobstoffliche Energie unseres Lebens durchdringt.

Magie ist immer existent, funktioniert aber nur, wenn man sie ernsthaft ausführt. Sie ist eine Wissenschaft, die effektiv ist und sich auf uraltes Wissen und Weisheit beruft. Magie ermöglicht das Vorhersehen und Hervorrufen vieler Ereignisse, und durch sie lassen sich Menschen und Geister beeinflussen. Wenn Sie es wirklich wollen, ist im Grunde alles möglich.

Bereits Fernheilung, Karmabewältigung, Partnerzusammenführung und ferner auch Arbeiten, die mit der Produktion, Zentrierung oder Verteilung von Energien zusammenhängen, sowie jede Art von energetischem Arbeiten sind magische Arbeiten. Somit ist es fast immer möglich, Menschen durch Magie zu heilen und zu beglücken. Magie arbeitet in den Richtungen »weiß« und »schwarz«. Eine klare Grenze zwischen diesen beiden sehe ich persönlich nicht, denn auch eine Zusammenführung von zwei Menschen kann zwei Seiten haben.

- Um Magie abzuwehren, nimmt man fünf Lorbeerblätter und schreibt folgende Worte so klein darauf, dass sie jeweils auf ein Blatt passen: »Möge schwarze Magie sofort vergehen.« Nun werden 21 kleine Kerzen in einem Kreis aufgestellt und angezündet. Haben Sie reichlich Zeit, können Sie auch große Kerzen verwenden und direkt morgens beginnen. Die Lorbeerblätter legt man in diesen Kreis und lässt die Kerzen abbrennen. Anschließend lässt man auch die Blätter verbrennen und streut ihre Asche aus dem Fenster oder entsorgt sie in der Toilette. Dieses Ritual empfiehlt sich besonders bei abnehmendem Mond.
- Vermuten Sie, dass jemand Sie schwarzmagisch belegen will, sagen Sie einfach: »Du hast 5, ich habe 12.«

MAGNETFELDTHERAPIE

Bei der Magnetfeldtherapie, die relativ neu ist, werden großflächige, pulsierende Magnetfelder extrem niedriger Frequenz für therapeutische Zwecke nutzbar gemacht, wodurch Abwehrkräfte gestärkt und die Durchblutung der Gefäße verbessert werden, was den Energiestoffwechsel erhöht.

Therapeutische Anwendungen: Stärkung des Immunsystems bei Infekten und stoffwechselbedingten Allergien, Beschleunigung der Wundheilung, Schmerzlinderung und Verhinderung von Nachblutungen/Entzündungen nach Operationen und Zahnextraktionen, Verbesserung der Knochen- und Knorpelstruktur bei Erkrankungen des Bewegungsapparates, Aktivierung des Hormonhaushaltes und des damit verbundenen körperlichen und seelischen Wohlbefindens, Unterstützung einer kieferorthopädischen Therapie durch eine Verbesserung des Stoffwechsels im Kiefer und die daraus resultierende Ausformung des Kieferknochens, Hilfe bei Rückenbeschwerden, Kopfschmerzen, Migräne, Nacken- und Gelenkerkrankungen.

Vorbeugende Anwendungen: Verbesserter Zellstoffwechsel, erhöhte Sauerstoffversorgung der Zellen, verbesserte Entgiftung, Regeneration und Anti-Stress-Wirkung, Harmonisierung des vegetativen Nervensystems, gesteigerte körperliche und geistige Leistungsfähigkeit, Kreislaufstabilisierung und Durchblutungsförderung – dies ohne Nebenwirkungen, fast keine Kontraindikationen.

Ein spezieller Magnet an Ihrem Körper schützt Sie vor negativen Energien und heilt viele Krankheiten, denn jeder Magnet arbeitet mit zwei Polen, einem Pluspol und einem Minuspol, die gemeinsam das magnetische Feld aufbauen und halten.

MANDALA

Mandala bedeutet wörtlich »Mittelpunkt mit Umkreis«. Mandalas sind geometrisch aufgebaute Gebilde aus der Verbindung eines Kreises mit einem eingeschriebenen Quadrat, die ein gemeinsames Zentrum haben.
Mandalas sind in vielen Kulturen bekannt, vor allem im Buddhismus und Hinduismus, und sehr gut zu verwenden bei der Meditation, um seine innere Mitte wiederzufinden.
Mandalas bieten eine sehr gute Möglichkeit für alle, die gerne malen möchten, aber einfach nicht die Begabung dazu haben oder es sich einfach nicht zutrauen, etwas Kreatives zu malen. Die Malvorlagen der Mandalas sind für jeden geeignet, für ungeübte, unkonzentrierte und gestresste Menschen. Durch das kreative Malen wird die Selbstfindung gestärkt, Verspannungen lösen sich, man wird ruhiger und ist besser gestimmt. Allein das Betrachten des gemalten Mandalas wirkt sich positiv auf das Gemüt und den Geisteszustand aus.

Bei folgenden Problemen können Mandalas die Energie stärken:

- Selbstzweifel
- Widerstand gegen ungelöste Konflikte
- Ungleichgewicht mit sich selbst
- Überempfindlichkeit
- Aggressivität
- Angst, die Kontrolle zu verlieren

MANTREN

Mantren sind ein gutes Hilfsmittel zur Konzentration und zum eigenen Schutz, sie sind mystische Wortformeln und kommen aus dem Buddhismus. Mantren entstören negative Gedanken und geben Schutz.

Gedanken sind feinstoffliche Energien. Um diese Gedankenenergie zu einer Kraft werden zu lassen, können wir sie mithilfe eines Mantras auf den Zustand ausrichten, den wir zu erreichen wünschen.

➢ Das Mantra besteht aus heiligen Silben und wirkt ähnlich wie Affirmationen.
➢ Durch Mantren werden die Seelenkräfte aktiviert.
➢ Ein Mantra bringt den Verstand zur Ruhe und aktiviert die heilige Energie.

- ah nam
- shi rim
- ra mah
- om
- shutati shumavi
- auo aue
- aum mani padme hum

All diese Mantren bringen Sie in einen leichten Trancezustand. Ein Mantra wird so lange wiederholt – laut oder nur gedanklich –, bis eine völlige Gedankenleere im Kopf eintritt.

MASSAGE

Hot-Stone / Cold-Stone

Massieren ist erlernbar! Die Hot-Stone-Massage gehört zu der indianischen, schamanischen Naturmedizin. Die Heilkunst der indianischen Schamanen verspricht Hilfe bei Stress und verschiedenen Leiden. Bereits 200 Jahre v. Chr. wurden in Ostasien heiße Steine eingesetzt, um verschiedenste Krankheiten zu lindern oder sogar zu heilen. Doch nicht nur in Asien entwickelte sich diese Heilkunst, sondern auch in Amerika, im Pazifik und in anderen Kulturen ist diese Therapie schon lange bekannt: Sibirier und Chinesen benutzten sie ebenso wie Schamanen und Medizinmänner in der Mongolei und Asien zur Heilung verschiedener Leiden. Zu uns nach Europa kam sie erst vor 20 Jahren. Und die Ergebnisse sind in der Tat mehr als verblüffend! Ursprünglich stellt sie jedoch eine alte Naturheilweise der Navajo-Indianer aus Arizona dar. Diese Massagemethode wird mit heißen und kalten Steinen durchgeführt.

Wirkungsweise der Massage

- Verbesserung der Durchblutung
- Anregung des Stoffwechsels
- Lockerung der Muskulatur und des Gewebes
- Tiefenentspannung
- Harmonisierung des Energieflusses im Körper
- Vitalisierung des Organismus
- Auflösung von Energieblockaden im Körper
- Ausgleich der Seele
- Wirksamkeit bei Stress und Schlafstörungen
- Harmonisierung von Yin und Yang

MENSTRUATIONSBESCHWERDEN

➢ Viele Frauen plagen Menstruationsschmerzen. Abhilfe schaffen könnte ein **Zwiebelsud.** Einfach die Schalen von einem Kilo Zwiebeln entfernen und in zwei Litern Wasser abkochen – täglich morgens auf nüchternen Magen zwei Tassen in kleinen Schlucken trinken.

➢ **Ringelblumentee** hat sich bewährt. Geben Sie 50 g Ringelblumenblüten in eine Kanne, die Sie mit ½ l Wasser aufgießen und dann eine Viertelstunde ziehen lassen.

MIGRÄNE

- Bei Migräne legen Sie **Zitronenscheiben** auf die Schläfen.
- Auch zu empfehlen ist ein mit **Weinessig** befeuchtetes Tuch, das Sie um Ihren Kopf binden.
- Ein **Lavendelkissen** unter Ihrem Kopfkissen bringt Entspannung. Sie schlafen besser ein und bekommen Ihre Migräne unter Kontrolle.
- Als Alternative können Sie ein **Getreidekissen** verwenden; auch ein **Krautkissen** mit verschiedenen Waldkräutern oder mit Helichrysum arenarium (»Göttliches Kraut«) bringt Erleichterung. Das Kissen wird nach spätestens einer Woche gegen ein neues ausgetauscht. Insgesamt ist die Therapie mit einem Kräuterkissen bis zu zehn Wochen durchführbar.
- Möglich ist auch, Kräuter (bevorzugt Zitrone oder Pfefferminze) abzukochen und mit dem abgekühlten Wasser den Kopf abzuwaschen.

MOSCHUSKÖRNER

Die süßlich-balsamisch duftenden Körner des Abelmoschusstrauches, eine Hibiskusart, sind ein guter pflanzlicher Ersatz für den echten Moschus, der aus den Drüsen des Moschushirsches gewonnen wird, der dadurch inzwischen vom Aussterben bedroht ist. Der balsamische Duft des Abelmoschus wirkt anregend. Moschuskörner stärken die sexuelle Energie und lösen Hemmungen.

MOXA

Zum »Moxen« wird im europäischen Raum Beifuß verwendet. Sie erhalten in Deutschland fertige Moxa-Kerzen oder Moxa-Zigarren in der Apotheke. In Japan, dem Ursprungsland, werden viele verschiedene Kräuter dafür benutzt. Das dortige »Mogusa« heißt »brennendes Heilkraut«; verglüht das

Heilkraut, werden bestimmte Regionen erwärmt. Die Wärme dringt über gewisse Punkte in den Körper ein. Auf diese Weise wird Energie (Qi) bewegt. Moxibustion erfolgt mit den erwähnten speziellen Moxa-Zigarren. Diese werden dabei bis kurz vor die Schmerzgrenze in die Nähe des Akupunkturpunktes gehalten. Dies bewirkt eine deutliche Besserung der Beschwerden. Nähere Informationen hierüber bekommen Sie bei Ihrem Heilpraktiker.

MÜDIGKEIT

Wenn Sie müde sind und sich kraftlos fühlen, sollten Sie ein Birkenbad nehmen. 100 g Birkenblätter oder drei Birkenzweige mit Blättern kochen Sie eine Viertelstunde lang in zwei Litern Wasser ab und gießen diese Brühe, nachdem Zweige oder Blätter entfernt wurden, in die Badewanne.
Das Birkenwasser empfiehlt sich auch bei geschädigter Haut.

MUNDGERUCH

Gegen Mundgeruch hilft eine Mischung aus Öl und Eichenrindenextrakt. Sie mischen hierzu je einen Teelöffel Öl und Eichenrindenextrakt mit 300 ml Wasser und gurgeln damit dreimal am Tag.

MUSIK FÜR STERNZEICHEN

Musik setzt eine starke Kraft frei, eine Schwingung, die unser Wohlbefinden beeinflusst, unser ganzes Leben. Jede Musik hat eine eigene »Aura«, die gleichzeitig auch die unsere beeinflusst. Mozart, Beethoven, Vivaldi oder Geigenmusik sind Balsam für die Seele, Schlagzeugmusik hingegen ist Balsam für den Körper. Mein Tipp: Richten Sie sich doch eine »Musikapotheke« ein - Musik ist sowohl für Erwachsene als auch für Kinder gut und wichtig.

Geeignete Musik für die einzelnen Sternzeichen

Steinbock	Kammermusik
Wassermann	Mozart, improvisierte Musik
Fisch	Chopin, meditative Musik
Widder	Bach
Stier	Tschaikowsky
Zwilling	Wagner, leichte Musik
Krebs	nationale Musik, Volksmusik
Löwe	Musicals
Jungfrau	Karaoke, Jazz
Waage	Verdi, aufmunternde Musik
Skorpion	dramatische Musikstücke
Schütze	Beethoven, rituelle Musik für die Seele

Entsprechende Musik für Körper, Geist und Seele ist in der Lage, manch chemische Keule zu ersetzen!

MUSIK STATT TABLETTEN

(unterstützend zu Therapieformen)

Gallen-/Leberbeschwerden	Schlagzeugmusik, Flöte
Grippe	Schubert, Chopin
Herzkrankheiten	Geige
Kopfschmerzen	Mendelssohn
Kraft tanken	Jazz, Blues
Lungenbeschwerden/Verdauung	Glockenspiel
Magenbeschwerden	Kapellenmusik, Marschmusik, Chor
Nerven	Elvis Presley, Michael Jackson
Nieren- und Blasenbeschwerden	Klaviermusik
spirituelle Suche	Bellini, Bach, religiöse Musik
Unterleibsbeschwerden	Trommel- und Klangschalenmusik

MUTI

Naturmedizin aus Afrika

Afrika, Afrika ... Afrikanische Volks- und Kräutermedizin hat eine sehr lange Tradition. Wissenschaftler haben medizinische Texte aus der Zeit um 1500 v. Chr. entdeckt, in denen mehr als 870 Rezepturen und 700 Heilpflanzen beschrieben sind - ein altes Wissen, das bestimmt nicht nur von unserer Zivilisation stammt, schließlich ist sie nicht die erste.

Zwischen Indien, Afrika und dem Nahen Osten wird seit mindestens 3000 Jahren mit Heilpflanzen gehandelt. Pflanzenheilkunde ist in jedem Land sehr eng mit magischen Vorstellungen verbunden - demnach beherrschen Geister die Krankheiten. Diese Vorstellung ist auf jedem Kontinent zu finden - in Afrika, Europa, Amerika oder auch in Australien. Wenn man diese Geister austreibt, wird man gesund. Viele in Afrika kultivierte Früchte wie die Ananas, Datteln oder Bananen, haben überdies Heilwirkung.

Afrikanische Medizin ist zum größten Teil auf Energiearbeit aufgebaut und stellt eine Schwingungsmedizin dar. Traditionelle Heiler sind durchweg in der Kunst der Wahrsagerei ausgebildet, und viele davon sind hellseherisch begabt. Die afrikanische Medizin (»Muti« genannt) wird traditionell genutzt, um die ätherischen Kräfte der Natur zugunsten des Empfängers der Muti zu beeinflussen. Muti ist dabei auch ein Teil des schamanischen Wissens, und unter Muti versteht man die physische Medizin der Kräuter, Rinden, Hölzer und Tierprodukte. Aber auch ein Zauber kann angewendet werden. Die Heiler, die diese traditionelle Heilkunde über Schwingungen ausüben, betrachtet man als die »wahren« Hüter der afrikanischen Seele.

➢ **Schwingungsmedizin** ist ein Lichtweg, der uns über Licht, Farbe und Klang hilft, unseren ganz persönlichen »harmonischen Klang« zu leben und zu verwirklichen. Schwingungsmedizin ist eine schamanische Medizin der Liebe. Jeder Mensch besitzt einen Ton, der nur zu ihm passt, und wir haben also alle einen eigenen Ton, den niemand sonst besitzt. Leben ist Bewegung; es gibt hier keinen Stillstand. Alles bewegt sich, und alles klingt. Mithilfe der ihm eigenen Intelligenz erneuert sich unser Körper selbst, wobei er seinem inneren Bauplan folgt. Deshalb sollte das Altern eigentlich Verfeinerungen mit sich bringen, so dass der Seele ein gesunder, vitaler Körper zur Verfügung steht. Schwingungsmedizin zielt nicht darauf ab, etwas abzutöten oder loszuwerden. Sie anerkennt vielmehr, dass alles seinen Platz hat und seine Rolle spielt - mit allen daraus entstehenden Folgen.

Licht, Farbe und Klang sind wirksame Hilfsmittel für die Schwingungsarbeit, sie wirken wie Instrumente. Noch wichtiger ist die Tatsache, dass Licht, Farbe und Klang Informationen von der Milchstraße und von anderen Dimensionen transportieren.

Sie haben eine tief greifende Wirkung auf feinstoffliche Körperprozesse. Auch ein homöopathisches Mittel kann alle Ebenen des Lebens zugleich beeinflussen. In diesem Sinne ist Schwingungsmedizin in der Lage, dem Körper zu helfen, sich selbst zu heilen.

- **Afrikanische Musik mit Trommeln:** Musik spielt in der afrikanischen Kultur eine große Rolle. Die Trommel hat eine so große Bedeutung, dass sie gleichgesetzt wird mit der Bedeutung des Mannes, und in einigen Ländern Afrikas dürfen Frauen unter keinen Umständen eine Trommel berühren. Sie ist unter anderem ein ganz wichtiges Kommunikationsmittel, mit dem Nachrichten übermittelt werden konnen.
- **Masken und Hexenglaube:** Todesfälle und schwere Krankheiten werden im traditionellen Schwarzafrika nicht auf natürliche Ursachen zurückgeführt, sondern auf das Wirken von Ahnen oder Hexen und somit auf sündhaftes Verhalten. Anders gesagt denken Afrikaner, dass eine Krankheit nicht einfach so passiert, sondern man sollte etwas aus der Krankheit lernen. Mit anderen Worten geht es hier um karmische Ursachen.

  Durch Opfergaben sollen die Ahnen versöhnt und die Hexen vertrieben werden. Bei Opferzeremonien werden Masken eingesetzt, die nur Männer tragen dürfen. Die Masken selbst sind ein Zeichen von Macht und

Stärke, sie müssen deshalb immer mit Vorsicht behandelt werden. Zaubermedizin gehört in Afrika zum täglichen Leben. Man glaubt, mit ihrer Hilfe auch solche Ziele erreichen zu können, die aus europäischer Sicht als »mystisch« gelten. Medizin kann aus vielfältigen Dingen bestehen und menschlicher, pflanzlicher oder tierischer Herkunft sein.

Die Arbeit mit Medizin beschränkt sich nicht allein auf die Herstellung Kraft bringender Substanzen und die Durchführung von Ritualen. Noch wirksamer ist sie, wenn sie auf bestimmte Objekte übertragen wird. Menschen und Zauberfiguren, heilige Musikinstrumente und Masken - Objekte dieser Art zählen zu den größten Geheimnissen.

- **Baobab ist Afrikas Lebensbaum und Mythos zugleich:** Dieser Baum wird in ganz unterschiedlichen Bereichen täglich eingesetzt. Er ist ein wichtiger Wasserspender und kann mehrere 1000 Liter Wasser speichern. Aus der Rinde werden Schnüre, Seile, Kisten, Körbe, Hüte, Papier und vieles mehr hergestellt. Die Rinde wächst sehr schnell wieder nach, und die Asche der Rinde benutzt man als Dünger. Essen kann man die jungen Triebe und Blätter des Baumes. Aus den gerösteten Samen wird Kaffee gewonnen, aus dem fleischigen Teil des Samens sogar Bier oder Öl, und aus der Frucht des Baumes werden Heilmittel oder auch Bonbons für Kinder hergestellt.

  Die Bäume werden Hunderte von Jahren alt und können sehr unterschiedlich aussehen: Neben einem Baum, der voll mit Blättern ist, kann ein paar Meter weiter ein Baum stehen, der überhaupt keine Blätter hat. Dieses Rätsel ist bis heute nicht gelöst. Um diesen imposanten Baum ranken sich jedoch ohnehin viele Mythen und Sagen.

  Als Kultstätte für Rituale werden riesige Höhlen, die in den jahrhundertealten Bäumen entstehen, genutzt.

- **Kigelia oder Leberwurstbaum:** In der Schamanenkunde gibt es allerlei Pflanzen und Bäume, die der rituellen Handlung dienen. Einen Baum möchte ich an dieser Stelle erwähnen - die Kigelia. Der Baum gehört zu der Familie der Trompetenbaumgewächse. Er wird bis zu 15 Meter hoch und hat eine breite, Schatten spendende Krone. Die Kigelia kommt vor

allem in den Ländern Afrikas sehr oft vor. Das Bemerkenswerte an diesem Baum sind die Früchte; sie sehen aus wie übergroße Leberwürste und können bis zu 60 Zentimeter lang werden. Im Rohzustand sind sie nicht essbar, jedoch finden alle Teile dieses Baumes in Afrika Verwendung in der Medizin.
Heiler und Schamanen benutzen das Kigelia-Extrakt bei Hautkrankheiten, aber auch bei Syphilis, Rheuma und selbst bei Hautkrebs. Untersuchungen der westlichen Schulmedizin kamen zu dem Ergebnis, dass diese Pflanze im Frühstadium bei Hautkrebs erfolgreich eingesetzt werden kann.
Afrikanische Frauen benutzen das Extrakt dieser Pflanze als Anti-Falten-Creme. Aber nicht nur die straffenden Eigenschaften sind aus Urzeiten bekannt, sondern diese Pflanze wird sehr gerne zur Brustvergrößerung benutzt. Dazu wird der Saft der Blätter und Früchte in einer Creme verarbeitet und anschließend auf die Brüste aufgetragen. Die hormonähnliche Creme hilft auch bei Cellulitis und Bindegewebsschwäche.
Die Einheimischen nehmen die Frucht, um sich vor Wirbelstürmen zu schützen. Die Frucht wird dafür in eine Ecke in der Hütte gehängt; so glaubt man, dass keine Schäden durch Wirbelstürme entstehen. Dieser Vorgang wirkt energetisch und wird von Schamanen durchgeführt.

➢ Afrikaner lieben auch **Damianakraut**. Sie nehmen 1:1 Damianakraut, Vanilleschoten und eine Galgantwurzel, gießen diese Mischung mit weißem Rum auf und lassen sie zehn Tage ziehen. Anschließend sollten alle Kräuterrückstände abgezogen werden. Man nimmt ein bis zwei Gläschen pro Tag davon ein; es soll bei sexueller Antriebslosigkeit und Impotenz helfen. Wer weiß?

Und hier ein paar Rezeptvorschläge für zu Hause:

➢ **Nikuk ist ein Getreide.** Es ist ein wahres Wundermittel gegen Halsschmerzen, Husten und Bronchitis. Erhältlich ist das Getreide in allen afrikanischen Lebensmittelläden. Man nimmt eine kleine Schüssel

Nikuk; das Getreide sollte fein gemahlen sein. Lassen Sie das Getreide über Nacht in Wasser einweichen, damit es quellen kann. Morgens schütten Sie das Wasser ab und süßen den verbleibenden Brei mit etwas Honig. Nehmen Sie morgens und abends ein paar Löffel davon zu sich.

- **Frisch gepresster Ananassaft** wirkt gut gegen Fieber und Übelkeit, auch als Aphrodisiakum. Er gilt als eines der besten natürlichen Heilmittel der Erde. Ananas enthält viele Enzyme, die gegen Entzündungen wirken. Also, eine sehr gesunde Sache!
- **Bananenschale** wirkt gegen Warzen. Machen Sie einfach eine Binde damit. Dafür nimmt man ein Stück Bananenschale und legt es mit der Innenseite auf die Warze. Befestigen Sie diese mit einem Pflaster, und lassen Sie die Schale mehrere Stunden lang wirken. Danach können Sie die Schale erneuern. Die Behandlung sollte über einen längeren Zeitraum durchgeführt werden; danach ist die Warze wie weggeschnitten.
- **Datteln tragen zur Konzentrationsförderung bei:** Wer sich schlapp sowie lustlos fühlt und sich kaum konzentrieren kann, sollte sich eine gesunde Powerdroge gönnen - schmackhafte, süße Datteln. Die Früchte enthalten Vitamin B5. Man kann sie roh genießen oder auch eine Energie spendende Beduinenspeise herstellen: Eine Tasse Hirse in etwas Olivenöl in einem Topf anrösten, dann etwa zehn Datteln entkernen, zerschneiden und dazugeben. Dazu kann man ein paar Apfel- oder Orangenstücke geben und unterrühren. Anschließend etwas Wasser auffüllen, aufkochen und eine halbe Stunde aufquellen lassen. Danach kann die Dattelspeise warm serviert und gegessen werden.
- **Mango ist ein natürliches Aphrodisiakum.** Die aromatische Frucht wirkt auf unseren Körper sehr stimulierend. Die an Vitamin B reiche Speise ist nicht nur für den Stoffwechsel gut, sondern aktiviert auch die Hormonausschüttung. Sollten Sie Probleme mit der Potenz haben, essen Sie Mangos.

- **Neue Kräfte bekommen Sie auch durch Obst:** Geben Sie 300 g verschiedene Obststücke, dieselbe Menge Naturjoghurt und 400 ml Apfelsaft in einen Mixer. Mixen Sie alles durch, und geben Sie etwas Guaranapulver dazu. Verantwortlich für die Power ist der Koffeingehalt im Guaranapulver: Es hat etwa dreimal so viel Koffein wie die gleiche Menge Kaffee.
- **Kefir:** In Afrika, aber auch im Kaukasus zählt Kefir nach wie vor zu den besten Heilmitteln für den gesamten Organismus. Sie können den Kefir selbst herstellen: Vermischen Sie einen Liter H-Milch und Kefir-Trockenferment. Lassen Sie es zwölf Stunden bei Zimmertemperatur gären. Anschließend muss der Kefir einige Stunden im Kühlschrank nachreifen. Nehmen Sie ein bis zwei Tassen täglich zu sich, und Sie werden merken, wie gut es Ihnen tut!

MYOME

Ein bewährtes Mittel bei Myomen und anderen Frauenbeschwerden ist **Olivenöl**, von dem dreimal am Tag je 30 ml eingenommen werden sollten. Bereits nach zehn Tagen klingen die Beschwerden ab, es empfiehlt sich in schlimmeren Fällen jedoch eine Kur über 30 Tage.
Eine andere Möglichkeit bei Myomen bis hin zu Krebs ist ein spezieller **Aloe-Vera-Saft**. Dazu mischen Sie ½ Kilo Honig und 300 ml Wodka mit einem Liter Aloe-Vera-Saft, lassen dies fünf Tage lang stehen, wobei Sie alles täglich umrühren. Danach werden in der ersten Woche dreimal täglich zwei Teelöffel und ab der zweiten Woche dreimal täglich 25 bis 30 ml eingenommen.

Wichtig:

Bei Myomen sollten Sie unbedingt unter ärztliche Aufsicht stehen, um eine eventuelle Vergrößerung der Myome im Auge zu behalten.

MYRTENBLÄTTER

Die Myrte war im alten Griechenland der Göttin Aphrodite geweiht; ihr Duft gilt als Symbol für Schönheit und Edelmut.
Das Räuchern von Myrte hilft bei innerer Klärung, vermittelt Gelassenheit und stärkt unser geistiges Empfinden. Der feinwürzig-frische Duft erinnert mich meistens an Eukalyptusöl. Myrte kann gut pur verräuchert werden.

NÄGEL

Halten Sie brüchige Nägel in Kaffee; nach diesen mehrmals täglich anzuwendenden Teilbädern reiben Sie die Hände mit ein wenig Olivenöl ein.

NARBEN

Sanddornöl mindert Narbenschmerzen und lockert das Gewebe. Es wirkt durch seine hervorragenden Wirkstoffe wie auch energetisch.

NERVEN

- Beste Hilfe für die Nerven bieten **Johanniskraut, Baldrian** und **Lavendel.**
- Ein **Brennnesselsalat** mit etwas Sanddornöl hilft hervorragend gegen einen Nervenzusammenbruch oder beugt diesem vor.

NEURODERMITIS

- Hier empfiehlt sich **Eichenrinde.** Zwei Teelöffel klein gehackte Rinde kochen Sie eine Viertelstunde lang in zwei Litern Wasser, lassen es etwas abkühlen und waschen dann die betroffenen Stellen ab.

- Als ältestes bekanntes Mittel gilt das **Steinmoos.** Es wächst auf Steinen, die im Wald an schattigen, feuchten Stellen liegen. Sie nehmen die benötigte Menge von einem Stein ab und legen das Moos für eine Stunde, bei stärkerer Hautschädigung etwas länger, auf die erkrankte Stelle. Auch bei Schuppenflechte ist das Mittel zu empfehlen.
- **Petersilienbäder** mit Badesalz haben sich auch bestens bewährt.
- Die betroffenen Stellen können auch mit **Kaffee** abgetupft werden.

NIEREN- UND BLASENERKRANKUNGEN

Harnwege

Bei diesen Beschwerden helfen ganz bestimmte Kräuter, die - immer einzeln, nicht gemischt - als Tee zubereitet werden sollten. Dies sind Löwenzahn, Brennnessel, Labkraut oder Birke.

Wichtig:

Bei Schmerzen bitte einen Schulmediziner aufsuchen!

NIERENSTEINE

- Bei Nierensteinen ist die Einnahme von **Knoblauch mit Apfelessig** anzuraten - einfach drei fein gehackte Knoblauchzehen und 20 ml Apfelessig dreimal täglich mit etwas Wasser einnehmen.
- **Petersilie,** entweder frisch oder als Teezubereitung, eignet sich auch gut gegen Nierenbeschwerden.
- Des Weiteren hilft **Meerrettichhonig.** 100 g geriebener Meerrettich wird mit 200 g Honig und 30 ml Weißwein zusammengemischt und dreimal täglich jeweils auf einem Esslöffel eingenommen.

OBST UND GEMÜSE

Brokkoli gilt als das Anti-Krebsgemüse schlechthin.

Gurke baut Harnsäure im Körper ab.

Hopfen schont die Nerven und sensibilisiert die Geschmacksnerven.

Johannisbeere hilft bei Erkältungen und schützt.

Karotte hält die Augen gesund, stärkt brüchige Nägel und schlaffe Haut.

Orange ist reich an Vitamin C, stärkt das Immunsystem und das Herz, günstig bei allen bronchialen und asthmatischen Leiden.

Paprika kräftigt das Immunsystem und ist reich an Vitaminen.

Petersilie ist sehr reich an Vitamin C und Eisen.

Rote Bete ist reich an Mineralstoffen und Spurenelementen.

Sauerkraut wirkt regulierend auf den Darm.

Sellerie wirkt Wasser treibend; empfohlen bei chronischen Lungenkrankheiten, bei Rheuma, bei Gicht sowie bei Nervenschwäche.

Zitrone schützt den Organismus vor zellschädigenden Radikalen.

ÖDEME

Ödeme reibt man mit einem Brei aus frisch geriebenen Kartoffeln ein und lässt diesen eine Stunde lang wirken.

OHR

Mit unseren Ohren hören wir nicht nur alle Geräusche unserer Umwelt, sondern empfangen mit ihnen auch Energien aus dem Kosmos. Ohren sind wie Antennen, die wir gut behandeln und auf die wir achten sollten.
Eine alte Methode, um die eigene Kraft zu aktivieren, ist die **Ohrmassage.** Dazu reiben Sie 20 Sekunden lang mit Ihren Fingern oder mit Ihrer Handfläche beide Ohren im Uhrzeigersinn, und Sie werden spüren, wie Ihre Kraft wächst.

OHRKERZENBEHANDLUNG

Diese alte, hochwirksame und sanfte Naturheilmethode wendeten schon die Indianer an. Mittlerweile hat sie längst auch bei uns im Westen einen hohen Stellenwert; sie wird als Basis- und Begleittherapie bei verschiedensten Krankheitssymptomen eingesetzt. Die Ohrkerze ist ein reines Naturprodukt aus Bienenwachs.

Wirkung: Die Beliebtheit der Ohrkerzenbehandlung ist in der einfachen und vielseitigen Anwendung als Wärme- und Druckausgleichstherapie begründet. Durch die Ohrkerzenbehandlung können sogar die Ohrakupunkturpunkte erreicht und behandelt werden, an die sonst kaum heranzukommen ist. So wird das Gleichgewichtsorgan beeinflusst, eine Wirkung auf die Rachenmandeln und die Rachenlymphe erzielt und es werden alle mit dem Ohr verbundenen Organe, Nerven und die Lymphe erfasst. Die Behandlung unterstützt zudem Ausscheidungsprozesse und Selbstheilungskräfte, was zu verbesserter körperlicher und seelischer Harmonie führt.

Einsatzmöglichkeiten bieten sich viele; so wendet man eine Ohrkerzenbehandlung bei folgenden Leiden an:

- Ohrdruck
- Ohrensausen
- Ohrenpfeifen
- Hörschwäche
- Kopfdruck
- Kopfschmerzen, Migräne *(Zwei-Wochen-Kur, je viermal wöchentlich an beiden Ohren)*
- Erkältungskrankheiten
- Schnupfen
- verstopfte Nase, auch bei Heuschnupfen
- Hals- und Mandelentzündung
- Sinusitis
- Geruchsstörungen
- Irritationen der Stirn- und Nebenhöhle
- Durchblutungsstörungen
- Schlafstörungen
- psychische Labilität
- Schwindelanfälle
- Stress

Vorbereitung: Was Sie benötigen: eine Liegefläche, ein Kissen als Kopfstütze, zwei Ohrkerzen, ein Glas Wasser zum Löschen der Kerzen, ein Feuerzeug, ein Holz- oder Wattestäbchen zum Nachputzen – am günstigsten ist Holz, aber hier ist Vorsicht geboten wegen der Verletzungsgefahr. Äußerst wichtig ist eine entspannte Atmosphäre; begleitend eignet sich ruhige klassische Musik.

Durchführung: Legen Sie sich auf Bett, Liege oder Couch, und drehen Sie sich in eine bequeme Seitenlage. Nun führen Sie eine angezündete Ohrkerze (angezündet wird am nicht nummerierten Ende) mit dem nummerierten, nicht brennenden Ende senkrecht circa einen Zentimeter tief in den äußeren Gehörgang ein. Die abgedruckte Nummer dient als maximale Abbrennmarkierung.

Bei akuten Zuständen werden in der Regel drei Behandlungen in der ersten Woche durchgeführt. Die Ohrkerzenanwendung sollte immer nacheinander an beiden Ohren durchgeführt werden; bei einseitigen Beschwerden wird stets mit der gesunden Seite begonnen.
Wenn Sie noch keine Erfahrung beziehungsweise noch nie mit der Ohrkerze gearbeitet haben, empfehle ich, eine erste Behandlung von Ihrem Heilpraktiker durchführen zu lassen.

OLIVENÖL

Olivenöl, gemischt mit ätherischem Orangenöl, eignet sich sehr gut für die Reflexzonenmassage der inneren Organe. So werden sie angeregt und ausgeglichen.

OSTEOPOROSE

Grießbrei ist hier hilfreich; diesen sollte man mindestens fünfmal wöchentlich zu Mittag essen. Alternativ kann man täglich zwei Esslöffel Grießmehl mit 200 ml Wasser zu sich nehmen.

PENTAGRAMM

Das Pentagramm, auch Drudenfuß genannt, gilt als Symbol für »Harmonie mit dem Kosmos« und ist ein Symbol der Hexen. Bei den Kelten war der Drudenfuß damals ein wichtiges Hilfsmittel zur Landvermessung. Mithilfe dieser Maßeinheit entstanden auch viele beachtliche Bauwerke, die uns noch heute faszinieren.

Heute dient das Pentagramm fast ausschließlich magischen Vorgängen, und dafür ist es in der Tat nahezu unverzichtbar; mit ihm werden gute Energien angezogen, mit ihm kann auch geheilt werden!

Ein Pentagramm hat absolut nichts mit Satanismus zu tun! Es ist lediglich ein fünfzackiger Stern, dessen Zacken für die fünf Elemente **Geist, Luft, Feuer, Wasser, Erde** stehen.

Der Stern zeigt immer mit einer Spitze nach oben und mit zwei Spitzen nach unten. Man kann ihn sogar in der Natur finden, zum Beispiel in einem quer aufgeschnittenen Apfel, dessen Fruchtkern ein Pentagramm aufweist. Der Apfel mit seinem »Drudenfuß« gilt nicht umsonst als heilige Frucht.

Zur Heilung wird ein Kreis um ein Pentagramm gezogen - dieses Zeichen nennt sich nun Pentakel. Es gilt als starkes, Schutz gebendes Zeichen und wird von vielen Heilern erfolgreich angewendet. Legt man dieses Zeichen auf seinen Ritualplatz, verhindert dies das Einschleichen von Negativem in Ihre Arbeiten.

Zum Schutz zeichnet man das Pentagrammzeichen gedanklich oder per Hand in die Luft über einem Menschen oder Gegenstand. Zu Ihrem eigenen Schutz beziehungsweise dem Ihrer Familie malen Sie dieses Zeichen auf weißes Papier und legen es irgendwo in der Wohnung aus.

PERLEN

Perlen wurden immer schon vergöttert, Hexen verwendeten sie gar für ihre Rezepte. Die größte Perle der Welt wiegt 6,5 Kilo (Philippinen).

- »Zemtschug« (arabisch, aber auch russisch)
- »Mannara« (indisch = Knospe)
- »Perle« (germanisch und slawisch)

Eine Perle lebt nur 200 Jahre lang, dann zerbröselt sie oder fällt ganz auseinander. Sie trocknet dann aus und glänzt nicht mehr. Man kann sie in einem Essigbad innerhalb 48 Stunden auflösen, aber auch zum Glänzen bringen, wenn man sie für eine halbe Stunde in Essigwasser legt. In Indien gab man Perlen den Hühnern zu essen. Nach dem Ausscheiden glänzten die Perlen wieder - dies geschah durch die Magensäure der Vögel. Bei trockener Haut verliert die Perle ebenfalls ihren Glanz.
Eine alte Weisheit besagt, dass, wer Perlen trägt, weniger Falten im Gesicht hat. Alternativ kann Perlenwasser zum morgendlichen Waschen des Gesichtes verwendet werden. Hierzu legen Sie eine Perlenkette und einen Rosenquarz über Nacht in einen Liter Wasser.

PILZE (CHINESISCHE)

... helfen gegen 100 Krankheiten

Die fernöstliche Medizin legt bekanntermaßen sehr großen Wert auf natürliche Heilmethoden. In den letzten Jahren hat sich der Begriff »Mykotherapie« für die Behandlung mit Heilpilzen durchgesetzt, denn »Myko« = Pilz. Die heilende Wirkung der Pilze stärkt den Organismus und macht ihn widerstandsfähig gegen Gifte. Die Stoffe in den Heilpilzen binden Gifte und spülen diese aus den Zellen beziehungsweise aus dem Organismus aus! Diese Pilze verfügen über wertvolle Stoffe und Eigenantibiotika, die unser Immunsystem stimulieren. Sie haben vor allem eine antiödematöse und antibakterielle sowie antivirale Wirkung (Aids). So sind diese Pilze oftmals in der Lage, ganz ohne Nebenwirkungen wahre Wunder zu vollbringen!

Als König unter den Pilzen gilt der Reishi (Ling Chi, Ling Zhi, lat. Ganoderma lucidum) - er ist jedoch ***kein*** Speisepilz!

Pharmakologische Wirkung des Pilzes: Analgetisch, antiallergisch, antibakteriell, antioxidativ, antitumorös, antiviral, gegen zu hohen Blutdruck, gegen Bronchitis und Entzündungen, zentral beruhigend, steigert die Aktivität natürlicher Killerzellen, entgiftend, schützt vor ionisierender Strahlung, verjüngende Effekte.
Zahlreiche überlieferte Heilwirkungen machen den Ling Zhi oder Reishi auch für die moderne Wissenschaft interessant. Die Vielfalt der Krankheitsbilder, für die der Pilz in der traditionellen chinesischen Medizin/TCM Anwendung findet, ist verblüffend. Reishi wirkt prophylaktisch sowie heilend.

Präventive und heilende Wirkung des Reishi

- Immunsystem stärkend
- Vorbeugung/Nachsorge bei Krebs und anderen Tumorerkrankungen

- während und nach Chemotherapie und Bestrahlung bei Krebs
- bei Bluthochdruck
- bei Bronchitis und Luftröhrenentzündung
- zur Entgiftung des gesamten Organismus
- bei Allergien und Asthma
- bei Nahrungsmittelempfindlichkeit
- zur Herzstärkung, bei Herzrhythmusstörungen
- zur Senkung des Cholesterinspiegels
- bei Gelenkschwäche, gegen Arthritis und Rheuma
- Leber stärkend und gegen Fettleber
- bei Schlaflosigkeit, Angst, Depressionen
- bei Migräne, Wetterfühligkeit
- bei Venenleiden, Hämorrhoiden
- bei Wechseljahrsbeschwerden
- bei Magen- und Zwölffingerdarmgeschwüren
- bei Diabetes mellitus
- bei Sklerodermie
- bei Akne, Neurodermitis, Flechten, Wunden, Entzündungen aller Art
- als Aphrodisiakum für Mann und Frau

PROPOLIS

Diesem altbewährten Stoff wird ein hoher therapeutischer Wert zugeschrieben. Propolis wirkt antiseptisch, regenerierend und antibakteriell und wird gerne in der Kosmetik verwendet.
Genau genommen ist Propolis »Bienenkleber«, den die Tiere zum Bauen ihrer Waben produzieren. Doch die Zusammensetzung dieses Stoffes ist einzigartig. Imker berichten, dass Propolis zu 50 Prozent von Knospen mehrerer Nadelbäume gesammelt wird. Dies begründet auch die bis jetzt bekannte Zusammensetzung dieses »Klebers«: 60 Prozent Harz, 12 Prozent

ätherische Öle, 6 Prozent Pollen und Aromastoffe, der Rest ist Wachs. Dieses »Naturwunder« hilft bei Erkrankungen wie Tuberkulose und solchen der Haut. Aus ihm lässt sich auch gut Salbe herstellen oder Tee zubereiten.

Eine Heilwirkung zeigt sich bei

- Tuberkulose (TBC)
- Magengeschwüren, Darmtraktbeschwerden
- Koliken
- Bronchitis
- Mittelohrentzündung
- Grippe und Erkältung, Zahnschmerzen
- Karies und Krankheiten der Mundschleimhaut
- Hauterkrankungen
- Prostatabeschwerden

PROSTATA

Schon eine Tasse Petersilientee führt zu schneller Linderung bei Prostatabeschwerden. Eine Eigenmedikation ist hier allerdings nicht möglich; bereits bei ersten Symptomen muss der Arzt aufgesucht werden!

PYRAMIDENKRAFT

➢ Besonders bei schlechtem Schlaf, Unruhe, Albträumen etc. kann eine Pyramide im Schlafzimmer bestens helfen. Egal, ob aus Stein, Glas oder Holz, sie sorgt für eine ausgleichende Atmosphäre im Raum. Zudem dient sie wunderbar als Dekoration. Lassen Sie die Pyramide längere Zeit stehen.

➢ Bei Erschöpfung und Müdigkeit stellt man die Pyramide fünf Minuten lang auf den Kopf, das konzentriert die Energie und zapft positive

Energien aus dem Kosmos an. Diese Anwendung ist auch bei Migräne geeignet.

- Weiterhin löst eine Pyramide Blockaden körperlicher und seelischer Natur und reinigt die Seele, vertreibt körperliche Leiden wie auch Schmerzen allgemein.

REINIGUNG DER ENERGIE

- Fühlen Sie sich schutzlos? Benötigen Sie einen besseren Schutz und zudem eine Energiereinigung? Dann legen Sie einen **Bergkristall** auf ein Bild von sich, und lassen Sie ihn längere Zeit darauf liegen - nicht unüblich sind sogar mehrere Jahre als Dauerschutz, zumindest aber so lange, bis eine Besserung eintritt; die Wirkung liegt in der Energieabkopplung durch die Steinessenz begründet. Alternativ kann Ihr Foto in ein Kristallglas gelegt werden.
- Auch mit **Wasser** können Körperenergien gereinigt werden: Stellen Sie ein Glas Leitungswasser an das Kopfende Ihres Bettes, und lassen Sie es dort über Nacht stehen. Trübt sich das Wasser, hat es Belastung aufgenommen. Der Vorgang wird wiederholt, bis das Wasser klar ist und Sie sich frei fühlen.
- Fürchten Sie sich vor einer bestimmten Person und wünschen Schutz, schreiben Sie deren Namen auf einen Zettel, und legen Sie diesen unter einen kleinen Spiegel. Anstelle des Zettels kann auch ein Foto dieser Person verwendet werden. Die verspiegelte Seite muss auf den Buchstaben beziehungsweise auf dem Foto liegen, bis Sie von dieser Person nichts mehr zu befürchten haben.

➣ Wirkungsvoll ist auch die **Salzreinigung**, wofür man sich mit etwas Salz und Honig einreibt und zehn Minuten in die Sauna geht. Ebenso ist ein Salzbad mit Badesalz-Zusatz möglich oder das Verteilen von Salzschalen im ganzen Haus.

REINIGUNG DES KÖRPERS

Um sich von negativen Stoffen zu reinigen, bedarf es einer der folgenden russischen Rezepturen:

➣ Man isst 25 Tage lang täglich 125 g geriebenen oder frisch in Stücke geschnittenen **Rettich**. Dieser reinigt Nieren, Galle, Lunge und Magen. Wer ihn nicht gerne roh verzehrt, kocht ihn einfach kurz ab.

➣ Alternativ können 50 g Rettich mit 50 g **Meerrettich** gegessen werden, beides gerieben und vermischt, dreimal täglich je 30 bis 35 g. Diese Mischung reinigt ebenso Nieren, Galle, Lunge und Magen; auch hier können die Zutaten bei Bedarf abgekocht werden.

➣ Noch ein empfehlenswertes Mittel ist der **Rettichhonig**; 200 g frisch geriebener Rettich werden unter 200 g Honig gemischt. Dreimal täglich einen Esslöffel davon einnehmen.

REINIGUNG VON KARTEN

Das Thema »Kartenlegen« ist Ihnen vertraut. Es taucht aber immer wieder die Frage auf: »Wie kann ich meine Karten reinigen?«
Es gibt verschiedene Möglichkeiten. Eine davon: Mischen Sie die Karten, und legen Sie diese auf einem Fensterbrett aus, wo sie mehrere Tage liegen sollten. Nach einem Monat legen Sie die Karten erneut auf dem Fensterbrett aus. Die nächste Möglichkeit, besonders wenn die Karten kleben, ist folgende: Nehmen Sie die Karten, und mischen Sie sie zur Reinigung ungefähr vier Minuten lang über einem normalen Haushalts- beziehungsweise Mülleimer. So gehen die Energien in diesen Eimer über.

RHEUMA

- *Regenwurm-Ameisen-Einreibung:* Ich stelle Ihnen nun ein Mittel vor, das zugegebenerweise gewöhnungsbedürftig und nicht jedermanns Sache ist, doch es wirkt grandios. Nicht ohne Grund als »Wundertropfen« bezeichnet, wird es mittlerweile auf der ganzen Welt angewendet! Zudem sind **Zubereitung** und **Anwendung** sehr einfach:
  Traditionell werden 20 Ameisen mit drei frischen Regenwürmern (Sie können aber auch für beide problemlos Ameisensäure aus der Apotheke verwenden und die armen Tiere leben lassen!) zusammen in ein Gefäß aus Glas oder Keramik gelegt; nun wird etwas Schnaps oder Spiritus beigegeben, bis die Tiere gut bedeckt sind. Das Gefäß wird nun mit einem Blatt Papier verschlossen. Befestigen Sie das Papier mit einem Gummi, der um den oberen Papierrand am Glas gestülpt wird. Nachdem alles drei Tage lang in der Sonne gestanden hat, ist die Essenz reif!
  Vor dem Zubettgehen, also einmal täglich, reibt man mit dieser Essenz die rheumatischen Stellen ein. Die Rezeptur zeigt eine äußerst starke Wirkung, die durch die zusätzliche Beigabe von 10 g Ginseng-Wurzeln angeblich noch erhöht werden kann - so wird es behauptet. Ich denke nicht, dass es unbedingt notwendig ist.
- Außerdem eignen sich auch hier wieder **Tees**, in diesem Fall zubereitet aus Brennnessel, Pfefferminze und Johanniskraut.
- Ebenso können Sie ½ Kilo Weizen in 1,5 Liter Wasser zehn Minuten lang kochen, anschließend absieben, die warmen Körner auf ein Tuch geben und eine halbe Stunde lang auf die Schmerzstelle legen.

RITUALE

Rituale hat man früher für viele Lebensbereiche angewendet. Selbst heute führen die Menschen täglich Rituale durch - wenn auch oft unbewusst ... nach einem anstrengenden Tag endlich zu Hause angekommen, kocht man sich erst einmal eine Tasse Kaffee, eine Zigarette dazu ... Selbst einfachste

Rituale tun uns gut, versorgen uns mit Energie. Wir brauchen sie, um Ruhe und Entspannung zu finden.

➢ Ein einfach anwendbares Ritual ist zum Beispiel die Kerzenmagie. Reiben Sie eine **Kerze in der Farbe Ihrer Wahl** mit einem der **Öle** ein, die ich im Anschluss an die Farben auch noch einzeln vorstelle. Das Einölen verstärkt die Schwingung der Kerze, die dann den Willen und den Glauben in die gewünschte Richtung lenkt. Ist beispielsweise jemand seelisch erkrankt und sucht Abhilfe, empfiehlt es sich, eine grüne Kerze mit Zitronenöl einzureiben.

Weiß	Reinigung und Ruhe
Schwarz	Schutz vor Negativem
Pink	Liebe
Grün	Heilung
Gelb	Harmonie
Rot	Energie, Kraft, Sex und Lust
Braun	Entspannung
Lila	Lernen
Silber	Frieden und Klarheit
Gold	Stärke und Geld
Natur	Neutralisation

Zedernöl	Reinigung
Rosenöl	Liebe
Veilchen	Gesundheit
Jasmin	Hoffnung
Olivenöl	Freundschaft und Geld
Zitrone	Seele
Teebaumöl	Stärkung der Abwehrkraft
Minze	Geld und Konzentration
Opium	Hellsehen

RITUALTAGE

Es gibt für Rituale speziell geeignete Wochentage; hier gibt es weibliche und männliche, die beachtet werden sollten. An weiblichen Tagen sollten Kraftrituale für die Seele und an männlichen Tagen Kraftrituale für den Körper durchgeführt werden.

Montag (weiblicher Tag)	Gleichgewicht finden, Schwangerschaft / Liebe erbitten; astrologische Entsprechung = Mond
Dienstag (männlicher Tag)	geeignet, um sich von negativen Energien zu befreien; astrologische Entsprechung = Mars
Mittwoch (weiblicher Tag)	Tag der Weisheit, nachdenken und neue Wege suchen; astrologische Entsprechung = Merkur
Donnerstag (männlicher Tag)	Entscheidungen festigen, dabei bleiben, Willen stärken, Ängste besiegen, Geldrituale durchführen; astrologische Entsprechung = Jupiter
Freitag (weiblicher Tag)	Liebesrituale durchführen, Romantik anregen, Schutz erbitten; astrologische Entsprechung = Venus
Samstag (weiblicher Tag)	Intuition stärken, Energie anziehen; astrologische Entsprechung = Saturn
Sonntag (männlicher Tag)	Gesundheitsrituale durchführen, Geld erbitten, Glück anziehen; astrologische Entsprechung = Sonne

ROSE VON JERICHO

In Europa seit weit über 1000 Jahren bekannt, gilt die »Rose von Jericho« als Auferstehungspflanze aus dem Heiligen Land - mehr dazu können Sie unter »Schutz« lesen (s. Seite 226ff).

RÜCKEN (ALLGEMEIN)

Zum Ausgleich für Rücken und Wirbelsäule werden Eichenblätter unter die Matratze gelegt, die täglich frisch vom Baum gepflückt wurden oder notfalls zumindest nach wenigen Tagen erneuert werden sollten. Sie gleichen durch ihre Schwingung Körperenergien aus, lösen Blockaden und schonen die Nerven. Unterstützend können Ahorn- oder Birkenzweige ins Schlafzimmer gestellt werden.

RÜCKENSCHMERZEN

- Hilfreich ist folgende Methode: Drei aufgeschlagene Eier werden in ein leeres Glas gegeben, anschließend wird etwas Wasser darauf gegossen. Dann werden drei Mandarinen mehrmals eingestochen und um das Glas herumgelegt.
- Weitere Möglichkeit: ½ Kilo Weizen mit 1,5 Liter Wasser zehn Minuten lang kochen, anschließend absieben. Die warmen Körner auf ein Tuch geben und 30 Minuten auf die Schmerzstelle legen.

SACHET

Ein Sachet ist ein magisches Amulett beziehungsweise ein Talisman. Es wird aus Baumwolle hergestellt und ähnelt einem Tobacco Jie – mit Tabak gefüllte Beutelchen, die von Schamanen verbrannt werden. Sachets sind Beutel, die mit drei verschiedenen Kräutern gefüllt und am Körper getragen werden; man kann zu den Kräutern auch einen Ring aus Silber legen.
Ein solches Amulett wird je nach Thema mit Energien geladen. Es gibt astrologische, heilende, spirituelle Sachets, solche für die Liebe, für mehr Energie, zum Reiseschutz und gegen Magie. Das komplizierteste Sachet wird aus zwölf verschiedenen beliebigen Kräutern, die für die zwölf Apostel stehen, zusammengestellt.

SÄFTE

Zur Linderung von Beschwerden und zur Vorbeugung gegen Krankheit eignen sich Pflanzensäfte, die aus frischen Heilpflanzen hergestellt werden, bestens. Sie sind ein reines Naturprodukt, bei dem alle Wirkstoffe der frischen Pflanze erhalten bleiben; somit können sie vom Organismus schnell aufgenommen werden. Zudem sind Pflanzensäfte basisch, was einer Übersäuerung des Blutes vorbeugt.

An Heilpflanzensäfte werden höchste Anforderungen gestellt, doch qualitätsentscheidend sind vor allem der Anbau, der Zeitpunkt der Ernte sowie eine schnelle Verarbeitung.

- Presssaft aus den frischen Blütenknospen der **Artischocke** wirkt lipidsenkend und choleretisch. Er wird traditionell zur Unterstützung der Verdauungsfunktion angewendet. Bei Gallensteinen oder Verschluss der Gallenwege empfiehlt er sich, vor der Anwendung muss jedoch erst ein Arzt befragt werden.
  Soweit nicht anders verordnet, nimmt man zwei- bis dreimal täglich, jeweils vor den Mahlzeiten, 10 ml Presssaft unverdünnt oder mit etwas Flüssigkeit ein.
  Artischocke verbessert die Fettverdauung, fördert die Bildung von Gallensaft und die Leberfunktion wird angeregt, ermöglicht durch den Gehalt an natürlichen Wirk- und Bitterstoffen.
- Presssaft aus frischen **Zwiebeln** wirkt antibakteriell und blutdrucksenkend. Er hemmt die Thrombozytenaggregation, wird zur Vorbeugung altersbedingter Gefäßveränderungen (Arteriosklerose) und auch bei Appetitlosigkeit verwendet. Zudem mobilisiert die Zwiebel die Selbstheilungskräfte des Organismus. Das Blut wird entschlackt und »verdünnt«. Die Zwiebel wirkt ähnlich wie Knoblauch, den Geruch ihres Saftes empfinden die meisten Menschen jedoch als angenehmer. Als Heilstoff ist sie einem meist nicht bewusst, obwohl sie viele Aufbaustoffe enthält, vor allem Mineralstoffe und ätherische Öle.
  Soweit nicht anders verordnet, nimmt man dreimal täglich, jeweils vor oder zu den Mahlzeiten, circa 15 ml Saft unverdünnt oder mit etwas Flüssigkeit ein.
- Presssaft aus den frischen Wurzeln des **Baldrians** beruhigt und fördert das Einschlafen. Bei Nervosität und Unruhezuständen wird Baldrian schon seit Tausenden von Jahren angewendet wie auch bei Anspannung

und Überbelastung. Sein Wirkstoff beruhigt auf sanfte und verträgliche Weise.

- **Birke** ist zur unterstützenden Behandlung rheumatischer Beschwerden ebenso geeignet wie zum Durchspülen bei entzündlichen Erkrankungen der ableitenden Harnwege und bei Nierengrieß. Bei diesen Beschwerden muss jedoch zuerst unbedingt ein Arzt aufgesucht werden!
- Presssaft aus dem Kraut der frischen **Brennnessel** wirkt harntreibend und ausschwemmend, er wird unterstützend zur Behandlung rheumatischer Beschwerden und der Harnwege eingesetzt, ebenso traditionell zur Unterstützung der Organfunktion.
  Die harntreibende und ausschwemmende Wirkung wird durch die natürlich vorkommenden Wirkstoffe sowie durch Mineralstoffe und Spurenelemente erreicht.
- Presssaft aus frischen Blättern des **Huflattichs** wirkt entzündungshemmend, reizlindernd und abschwellend. Durch seinen Gehalt an Schleimstoffen hilft er bei Bronchialkatarrhen mit Husten und Heiserkeit sowie bei leichten Entzündungen der Mund- und Rachenschleimhaut.
- Der naturreine Pflanzensaft der **Kartoffel** wird traditionell zur Unterstützung der Magenfunktion verwendet. Die Kartoffel ist ein wertvolles Naturheilmittel und in der Lage, überschüssige Magensäure zu binden; somit ist sie als Mittel bei Sodbrennen geeignet. Außerdem bilden die enthaltenen Schleimstoffe eine Art Schutzfilm für die Magen- und Darmschleimhäute.
- **Löwenzahn** hilft hervorragend bei Gallenbeschwerden. Durch Stoffwechsel anregende Bitterstoffe wird die Verdauung, vor allem die der Fette, erleichtert. So kommt nach reichhaltigen Mahlzeiten kein Völlegefühl auf.
- **Mistel** wird traditionell zur Unterstützung der Kreislauffunktion angewendet; ihr Saft enthält alle löslichen Bestandteile der Mistel, die auf Bäumen wächst.

- **Rettich** eignet sich sehr gut zur Unterstützung der Verdauungsfunktion - besonders der Schwarzrettich hat sich als Heilmittel bei Verdauungsbeschwerden bewährt.
- Die natürlichen Pflanzenwirkstoffe des **Weißdorns** fördern die Durchblutung des Herzmuskels und der Herzkranzgefäße. So wird die Herzfunktion unterstützt, und das Herz ist leistungsfähiger.
- **Zinnkraut** regt die Nierentätigkeit an und wird zum verbesserten Durchspülen der ableitenden Harnwege bei bakteriellen wie auch bei entzündlichen Erkrankungen genutzt.

SALZ

Dass sich das Leben im und aus dem Meer entwickelt hat, gilt als wissenschaftlich bewiesen. Das Salzwasser der Meere hat damit sicherlich einen engen Bezug zu uns und zum Leben allgemein, und das **Meersalz**, ein **Natursalz**, ist hervorragend für uns geeignet, zumal »Salz« auch ein Bestandteil jeder einzelnen Körperzelle ist.

Natursalz stellt aus chemischer Sicht eine sogenannte Natrium-Chlorid-Verbindung dar, allerdings in »verunreinigter« Form. Diese »Verunreinigung« besteht darin, dass in diesen Natrium-Chlorid-Molekülen alle anderen stabilen Elemente eingebunden sind. Das macht dieses Salz so interessant.

Ein großer Teil unserer körperlichen Probleme ist rein biophysikalisch und biochemisch verursacht. Hier ist natürliches **Kristallsalz** aus dem Himalaja der einfachste Weg, seine Biologie wieder ins Gleichgewicht zu bringen. Verwenden Sie es als Gewürz; es wird Ihnen guttun.

Denken Sie, Ihr Haus könnte von negativen Energien belastet sein, führen Sie eine **Salzreinigung** durch, indem Sie in jeden Raum eine Schale mit Salz stellen und diese dort für sechs Wochen belassen. Das Salz zieht alles Negative ab.

SANDDORN

Sanddornöl gewinnt man aus den Beeren des Sanddornstrauches - deshalb kann man es auch leicht selbst herstellen. Man wäscht ein Kilo Sanddornbeeren, trocknet diese anschließend ab und setzt sie mit einem Liter Sonnenblumenöl an. Nach drei Wochen wird das Öl abgeseiht. Nun kann das Öl dreimal täglich - jeweils ein Teelöffel - eingenommen oder für Masken und Massagen verwendet werden.
Sanddornöl ist reich an Vitamin B12, einem außerordentlich wichtigen Vitamin für den menschlichen Organismus (lesen Sie hierzu bitte auch unter »Magen- und Darmbeschwerden«, s. Seite 177ff).

SCHIMMEL ENTFERNEN

Essig und Natriumkarbonat werden im Verhältnis 1:1 gemischt, die Masse wird anschließend auf den Schimmel auftragen und ½ Stunde einwirken gelassen - dann abwaschen.

SCHILDDRÜSE

Hier hilft Labkraut als Teezubereitung.

SCHLAFSTÖRUNGEN

Schlaflosigkeit und Neurosen

➢ Eine sehr wirksame Hilfe, die ich nur empfehlen kann: Löffeln Sie abends vor dem Zubettgehen zwei bis drei Teelöffel **Honig**, und trinken Sie ein Glas Wasser dazu. Wem der Honig zu süß ist, kann ihn auch in Wasser auflösen.

- Dieses Rezept lässt sich auch erweitern zu **Zitronen-Honigwasser**: Sie geben einen Esslöffel Honig sowie eine Scheibe Zitrone in ein Glas abgekochtes Wasser. Nach einigen Minuten, wenn das Wasser eine angenehme Temperatur hat, trinken Sie es in kleinen Schlucken.
- **Waldhonig** empfiehlt sich zur Beruhigung - einfach zehn Tage hintereinander je 50 ml davon nach dem Essen einnehmen, dies lässt Sie schon nach wenigen Tagen ruhiger und gelassener werden.
- Ein wirkungsvolles Rezept für Ausgeglichenheit: **Lachen!** Lachen ist gesund für Herz und Kreislauf. Außerdem: Wer viel lacht, schläft auch gut. Es hilft schon, einige Male am Tag herzhaft zu lachen. Wenn Ihnen das nicht gelingt, können Sie sich auch einer Lachtherapiegruppe anschließen.

Schlafstörungen und Nervosität

Goldene Regeln, um besser schlafen zu können:

- Nehmen Sie vor dem Zubettgehen zwei Esslöffel Honig ein, ebenso beim Erwachen.
- Eine bewährte Honigmischung aus Russland: Sie mischen zwei Esslöffel Apfelessig in 200 g Honig. Nehmen Sie täglich je zwei Teelöffel vor dem Zubettgehen ein.
- Auch eine geriebene Zwiebel mit Honig vor dem Schlafengehen kann helfen.
- Einige Tropfen ätherisches Öl in einem warmen Fußbad sind ein wunderbares und wirksames Einschlafmittel - baden Sie die Füße 30 bis 35 Minuten, und ziehen Sie nach dem Abtrocknen warme Socken an.
- Eine weitere bewährte Methode ist das Kräuterkissen, das Sie selbst herstellen können - einfach Lavendel- oder Hopfenblüten in ein Säckchen aus Baumwolle geben und unter das Kopfkissen legen.
- Den Schlaf fördernde Kräuter sind Baldrian, Johanniskraut, Lavendel, Herzgespann und Melisse.

- Empfehlenswert ist es, vor dem Zubettgehen eine Stunde lang entspannende Musik zu hören - zum Beispiel Klassik, Jazz oder orientalische Musik. Oder informieren Sie sich über spezielle Musiktherapien, die beim Einschlafen helfen.
- Halten Sie einen Bergkristall in der Hand oder einen schwarzen Turmalin.
- Decken Sie Spiegel im Schlafzimmer ab.
- Stellen Sie Birkenzweige ins Schlafzimmer; entfernen Sie eventuell dort vorhandene Orchideen.

SCHLEIMHAUT

Verwenden Sie Salbei, Kalmus, Blutwurzel oder Käsepappel als Tee sowie Sanddornöl zum Gurgeln.

SCHMERZEN

Gegen körperliche Leiden, Schmerzen, Gliederschwäche und Zerrissenheit hilft Folgendes: Halbieren Sie eine **Zwiebel**, und legen Sie die beiden Hälften in den Fußbereich unter Ihrem Bett. Eine zweite Zwiebel bleibt ganz und wird in den Kopfbereich unter dem Bett gelegt. Lassen Sie die Zwiebeln sieben Tage lang dort liegen. Anschließend werden diese beiden Zwiebeln vergraben.

Was wirkt noch bei Schmerzen?

- Sie können auch ein ganz normales **Glas Wasser** am Bett stehen lassen. Das nimmt Ihre Schmerzen weg. Das Wasser sollte dann in die Toilette geschüttet beziehungsweise auf andere Art und Weise entsorgt werden; nie trinken!
- Eine andere Alternative ist, an das Glas Wasser oder in die Nähe des Glases eine kleine Pflanze zu stellen. Das kann eine Basilikum-Pflanze

sein, eine Petersilien- oder Dill-Pflanze. In einer Nacht hat das Wasser die Eigenschaften beziehungsweise die Kräfte der Pflanze aufgenommen und kann verwendet werden. Sie können das Wasser einnehmen; das lindert Ihre Schmerzen, Ihre Unruhe verschwindet.

- Zur Verstärkung können Sie das Glas Wasser auch zwischen Ihren Händen halten und gedanklich folgende Informationen in das Wasser geben: »Das Wasser wird mich heilen, das Wasser gibt mir Ruhe, das Wasser bringt mir das Gute.« Tipps wie diesen gebe ich sehr gerne an meine Leser weiter.
- Man kann Schmerzen auch mit einer **Kerze** lindern. Dafür hält man diese mit dem nicht brennenden Ende an den Schmerzpunkt. Man kann diesen Vorgang auch längere Zeit anwenden; so wird die Flamme der Kerze auf energetische Weise dem Körper die Schmerzen entziehen.

Gespeicherte Schmerzen: Unsere Zellen speichern alle Informationen. Hat unsere Mutter uns angeschrien, als wir ein Jahr alt waren? Und hatten wir dabei einen Schmerz im Knie, so haben wir den Schmerz im Knie auch heute, wenn jemand schreit. Hat mein Vater geschimpft, weil ich hingefallen bin, und habe ich damals Knieschmerzen gespürt, oder bin ich auf das Gesicht gefallen und habe mir meine Nase verletzt? Dann kann ich bei seiner Stimme und bei jedem Schrei immer wieder den gleichen Schmerz fühlen.

SCHMUCK UND STERNZEICHEN

Was uns anziehend macht

Unterschiedliche Sternzeichen sollten die ihnen zugedachten Schmuckstücke tragen; dies wirkt sich reinigend, belebend wie auch heilend auf den Organismus aus!

Steinbock	Schmuck aus Naturstoffen, Pflanzen und Federn, grüne Steine
Wassermann	Schmuckstücke aus Metall, Plastik oder kleinen Steinen, Armreifen, alle Farben
Fische	Holzschmuck, antiker Schmuck, große Steine
Widder	synthetische gelbe Materialien, Bernstein, zitronenfarbene Steine
Stier	Holz- und Ledermaterialien, alles aus der Natur
Zwilling	kleine Schmuckstücke, dünne Kettchen
Krebs	exotische Schmuckstücke, Talismane, eher dunkle Farben
Löwe	blaue Materialien, Schwarz und Gold, alles etwas größer
Jungfrau	dunkelblaue, graue, kleine Schmuckstücke
Waage	extravagante Schmuckstücke, helle Farben
Skorpion	Schmuck in Rosa, Weiß und Gelb, Broschen und Colliers
Schütze	große, auffällige Schmuckstücke in Orange, Gelb, Blau und Rot

SCHNUPFEN

Mischen Sie 10 g Fenchel mit 40 g Dill. Geben Sie die Mischung auf Tonscherben (Blumentopfscherben), und stellen Sie alles auf die Herdplatte. Den Rauch kurz einatmen.

SCHRÖPFEN

Ziel des Schröpfens ist es, die Selbstheilungskräfte des Organismus zu stärken oder zu aktivieren, damit sie wieder selbsttätig arbeiten. Das Schröpfen ist eine sehr alte Methode, bei der man anfangs Tierhörner verwendete, die man auf die Haut setzte. Dann saugte man an dem Tierhorn, um ein Vakuum zu erzeugen. Diese Naturheilmethode wurde nicht nur in Russland angewandt, sondern war auch in Europa, Tibet und Mittelasien verbreitet und hat sich dann im Laufe der Jahre weiterentwickelt. Heute zählt das Schröpfen zu den ab- und ausleitenden Verfahren, bei dem mittels Schröpfgläsern, in denen ein Unterdruck erzeugt wird, eine Ausleitung von Schadstoffen über die Haut angestrebt wird. Man kennt drei verschiedene Arten dieser so genannten Hautreizmethode: trockenes Schröpfen, blutiges Schröpfen und die Schröpfkopfmassage.

Die Schröpfzonen liegen am Rücken und dienen der Diagnostik wie auch der Therapie. Beim trockenen Schröpfen wird die Stoffwechselfunktion in Haut und Reflexzonen gekräftigt, beim blutigen Schröpfen werden kleine Mengen Blut entzogen, was zur Behebung chronischer Rückenschmerzen dient. *Blutschröpfen darf nur in einer Arztpraxis durchgeführt werden!*

Bei diesen Beschwerden ist Schröpfen ratsam:

- Erkältung
- Grippe, Asthma bronchiale, Bronchialkatarrh
- Halsschmerzen
- Migräne und Kopfschmerzen
- Kreislaufstörungen, Herz-Kreislauf-Erkrankungen
- rheumatische Erkrankungen
- Verdauungsprobleme
- Entzündung der Harnwege, Zyklusstörungen
- Cellulitis

Hier stelle ich Ihnen eine spezielle russische Schröpfmassage vor, die **Schröpfkopfmassage**, die gegen Cellulitis anwendbar ist. Diese Methode ermöglicht es Frauen, Fettgewebe an den Oberschenkeln zu reduzieren. Die Therapie dauert in der Regel zwei bis drei Monate, der Erfolg ist unglaublich!

Eigentlich wird dieses Verfahren bei Rückenschmerzen eingesetzt, jedoch hat sich in Russland daraus eine spezielle Methode entwickelt, mit der man erfolgreich Cellulitis behandelt - eine sichtbare Erscheinung der Ablagerung des Fettes im Unterhautgewebe, meist an den Oberschenkeln. Das betrifft übrigens nicht nur Frauen!

Die Schröpfkopfmassage ist »unblutiges« Schröpfen. Bei diesem Verfahren wird in der Regel der Rücken massiert, das heißt, ein Schröpfgefäß wird über den ganzen Rücken gezogen. Um Cellulitis damit zu behandeln, massiert man genauso die Oberschenkel oder die anderen betroffenen Stellen mit einem Schröpfkopf; dies ist ein Gefäß, das von innen mit einem Feuerzeug kurz erhitzt wurde. Dann wird es auf die betroffene Stelle gegeben, die zuvor mit etwas Sonnenblumenöl eingerieben wurde. Massiert wird eine Viertelstunde lang immer von oben nach unten und umgekehrt, jedoch nie quer.

Wichtig:
Nicht anwenden bei Patienten mit sehr erhöhtem Blutdruck, Tumoren, Hautkrebs, Verbrennungen der Haut oder Fieber.

SCHÜSSLER-SALZE

Durch die nach dem Arzt Wilhelm Heinrich Schüssler (1821-1898) benannten Schüssler-Salze werden Störungen im Zellstoffwechsel aufgelöst. Dieser Arzt ging davon aus, dass fast alle Krankheiten durch Störungen im Mineralstoffhaushalt der Zellen entstehen. Unser Körper braucht Mineralstoffe zum Leben, sonst kann er sich nicht immer wieder regenerieren.

Die Schüssler-Salze sind also Mineralien, die den Körper anregen. Schüssler-Salze sind, obwohl sie nur zwölf Substanzen aufweisen, »nahe Verwandte«

der Homöopathie. Die Schüssler-Salztherapie wird der Lehre der Biochemie zugeordnet. Bei einer beachtlichen Anzahl von Krankheitsfällen wurden durch die Behandlung mit diesen Salzen sehr gute Erfolge erzielt. Man darf von der Biochemie allerdings keine Hilfe über Nacht erwarten; genau wie bei der Homöopathie braucht es viel Geduld - die Wiederherstellung des »inneren Gleichgewichtes« benötigt immer ihre Zeit. Das bedeutet aber nicht unbedingt, dass der Patient generell mit einer zeitaufwendigen Reaktion seines Körpers rechnen muss - es kann unter Umständen auch sehr schnell gehen, denn jeder Mensch reagiert anders auf dieselbe Therapie.

Die Substanzen im Einzelnen:

- **Calcium fluoratum (Kalziumfluorid)** findet sich in Knochen, Zahnschmelz, entlastet den Blutkreislauf, kräftigt die Gefäße, wird bei Krampfadern, Hämorrhoiden, Bandscheibenschäden, Gelenkbeschwerden sowie für die Haut eingesetzt.
- **Calcium phosphoricum (Kalziumphosphat)** findet sich im Körper am reichlichsten, ist ein Aufbau- und Kräftigungsmittel, bildet vor allem die Knochenmasse, empfiehlt sich sehr bei allen Knochen- und Zahnerkrankungen, schlecht heilenden Knochenbrüchen, Lungenleiden, nervösen Störungen, Müdigkeit, Schlafstörungen, Erschöpfung.
- **Ferrum phosphoricum (Eisenphosphat)** ist Bestandteil des roten Blutfarbstoffes (Hämoglobin), befindet sich in allen Zellen, lebenswichtig für den Organismus, an vielen Prozessen im Körper beteiligt, höchste Priorität bei der Infektabwehr, empfiehlt sich unterstützend bei allen plötzlich auftretenden Erkrankungen, Anämien, Blutungen, Durchblutungsstörungen, akutem Magenkatarrh, Schmerzen allgemein.
- **Kalium chloratum (Kaliumchlorid)** ist Bestandteil jeder Zelle, insbesondere der roten Blutkörperchen (Erythrozyten), hat einen Einfluss auf die Erregbarkeit der Nerven und Muskeln - gilt daher als Hauptmittel bei Katarrhen verschiedener Organe und Schleimhäute sowie bei Bronchitis, Rheumatismus, Warzen.

- **Kalium phosphoricum (Kaliumphosphat)** ist ein überaus wichtiges anorganisches Salz der Zellen, wichtig für Blutflüssigkeit und Nerven, zur Behandlung von chronischen Krankheiten, Erschöpfungszuständen, Depressionen, Melancholie, Muskelschwäche, Kreuzschmerzen.
- **Kalium sulfuricum (Kaliumsulfat)** findet sich in den Oberhautzellen, aktiviert den Zellstoffwechsel, hilft bei chronischen Entzündungen, Hautleiden, Magen-Darm-Katarrhen, Gelenkschmerzen.
- **Magnesium phosphoricum (Magnesiumphosphat)** ist Bestandteil des menschlichen Knochens, wirkt antiallergisch, gegen Krämpfe, Koliken, Schmerzen allgemein.
- **Natrium chloratum (Kochsalz)** ist im Organismus von großer biologischer Bedeutung - absolut lebensnotwendig, regelt den Wasserhaushalt, empfiehlt sich bei Blutarmut, Appetitlosigkeit, Abmagerung, Magen-Darm-Beschwerden, Verstopfung, Migräne.
- **Natrium phosphoricum (Natriumphosphat)** findet sich in Gehirnzellen, Nerven, Muskeln, wichtig bei der Eliminierung der Stoffwechselendprodukte, bewährtes Neutralisationsmittel bei Überschuss an Säuren aller Art, hilft bei Sodbrennen, Rheuma, Ischias, Gicht.
- **Natrium sulfuricum (Natriumsulfat)** findet sich in den Gewebesäften, entwässert den Körper, wird bei allen Erkrankungen der Ausscheidungsorgane, bei Hautproblemen, Ödemen, grippalen Infekten eingesetzt.
- **Silicea (Kieselsäure)** ist Bestandteil des Bindegewebes, wichtig beim Aufbau der Haut und Schleimhäute, Nägel, Haare, Knochen, neben Calcium sulfuricum das Hauptmittel gegen akute und chronische Entzündungen mit Eiterungen aller Art.
- **Calcium sulfuricum (Kalziumsulfat, Gips)** findet sich in Galle und Leber, steigert die Blutgerinnung, regt den Stoffwechsel an, wird verwendet bei Abszessen, Furunkeln, Bronchialproblemen, Blasen- und Nierenentzündungen, chronischem Schnupfen.

Schüssler-Funktionsmittel gibt es in den Potenzen D6 und D 12. Besorgen Sie sich bei Interesse weiterführende Literatur.

SCHUHE

Wenn Sie einen Schuh angezogen haben, sollten Sie mit diesem nicht einen alleine herumlaufen. Bei Hausschuhen gilt das Gleiche: Tragen Sie immer beide Schuhe. Laufen mit nur einem angezogenen Schuh, bedeutet das, dass jemand aus der Familie stirbt.

SCHUPPENFLECHTE

Der Steinmooswickel gilt als ältestes bekanntes Mittel gegen dieses Leiden - zu lesen unter »Neurodermitis« (s. Seite 195).

SCHUTZ

Sie können sich schützen, indem Sie einen Bergkristall in die Hand nehmen und sich sozusagen absichern. Das Absichern passiert folgendermaßen: Man nimmt einen Kristall in die linke Hand, macht ein Kreuz vor sich, übergibt diesen Kristall in die rechte Hand und macht noch einmal ein Kreuz vor sich. Dann wird der Kristall vergraben.

Rose von Jericho: Sie ist die Auferstehungspflanze aus dem Heiligen Land - man kennt sie seit über 1000 Jahren: die Rose von Jericho, die eine wunderbare Kraft und Schutz verleiht. Man schreibt ihr außergewöhnliche Heilwirkungen zu.

Auf den ersten Blick wirkt die Pflanze unscheinbar und wie ein vertrockneter Knoten, doch sie entfaltet eine erstaunlich volle und wunderbare Pracht, sobald sie mit warmem Wasser übergossen wird - dann erwacht sie innerhalb nur weniger Minuten zu neuem Leben, erblüht, ergrünt und verströmt einen erdigen Duft!

Viele Jahrhunderte lang war die Rose von Jericho selten und kostbar und wurde lediglich wie ein wertvoller Familienbesitz von Generation zu Generation weiter vererbt. Man ließ sie nur in der Christnacht erblühen, um sie lange zu erhalten. Verwandte und andere Gäste standen in dieser Nacht andächtig vor ihr, um das Wunder zu erleben.
Im Mittelalter war diese Pflanze sehr beliebt und besonders als Geburtshilfe begehrt. Die Geschichte überliefert hierzu: » ... die Muttergottes hat auf ihrer Flucht von Nazareth nach Ägypten die Rose von Jericho gesegnet und ihr ewiges Leben zugesprochen.« Daher trugen viele Pilger diese Rose am Gewand als Zeichen dafür, dass sie im Heiligen Land gewesen waren. Eine Rose von Jericho im Haus bedeutet Glück, Segen und Ewigkeit!
Weil im »Heiligen Land« bereits seit 60 Jahren eine Art Kriegszustand herrscht, ist die Rose von Jericho jedoch auch heute wieder nur schwer zu beschaffen, da diese Rosen kaum noch geschnitten werden.

Anwendung: Die Rose wird mit einer kleinen Tasse Wasser übergossen und anschließend vier Wochen lang stehen gelassen. Nach dieser Zeit ist das Wasser eingetrocknet; nun wird sie neu übergossen. Bitte nicht öfter gießen, da sie sonst verschimmelt - es ist schließlich eine Wüstenpflanze!

➢ Das Aufgusswasser dient der Schönheitspflege; Frauen verwenden es gegen Falten und Pickel und um das frische Aussehen der Haut zu erhalten. Hierfür können aus einzelnen Pflanzenteilen Kompressen hergestellt werden, die dann auf jede erkrankte Körperstelle gelegt werden. Man braucht dafür zwei bis drei Blätter der Rose und kocht diese in 100 ml Wasser zehn Minuten lang ab. Das Wasser verwendet man für die Kompresse. Im Anschluss daran sollte die Packung im Feuer verbrannt werden, um »Böses« und »Krankes« zu vernichten. Die Asche zerstreut man in den Wind - so verlangt es das orientalische Ritual.

- Unverheiratete Frauen und Männer nehmen das Wasser für verschiedene rituelle Waschungen, zum Beispiel gilt es als Liebeszauber und soll bald einen Bräutigam oder eine Braut bringen.
- Am Bett aufgestellt bewirkt die Rose von Jericho einen gesunden und tiefen Schlaf.

... durch Gebet und/oder Ritual: Wenn Sie sich unwohl fühlen, kaputt und nur noch müde sind oder gar krank, dann sind oftmals die Energien und verbalen Angriffe anderer Menschen dafür verantwortlich. Bedenken Sie: Sie werden nicht energielos, wenn Sie krank sind, sondern Sie werden krank, weil Sie zu viel, zu wenig oder gar keine Energie haben.
Sie können sich davor durch Gebete schützen. Die folgende Methode richtet sich nach der Zahl der Familienmitglieder. Sind Sie beispielsweise vier Personen, dann gehen Sie zu vier Wohnungen (Nachbarn, Freunde ...) und bitten dort um eine Prise Salz. Dieses Salz aus den vier Wohnungen mischen Sie beim Kochen zusammen und salzen damit das Essen. Sagen Sie dazu:

> *»Ich salze mit dem Salz, streue und zerstreue, meiner Familie bringe ich Ruhe und Schutz zurück. Salz und Wasser demjenigen, der meine Familie mit Worten traktiert. Amen.«*

... vor bösen Personen und Energievampiren:

- Nachdem Sie Besuch im Haus hatten, lassen Sie eine **Kerze** brennen; sie verbrennt alle negativen Energien.
- Nehmen Sie nach der Unterhaltung mit unangenehmen Personen ein **Salzbad**; das reinigt Ihre Aura.
- Geben Sie Ihr eigenes **Foto** in eine Kristallvase; dort ist es geschützt. Auf ein Foto oder einen Zettel der Person, vor der Sie sich schützen wollen, legen Sie einen Spiegel.

- Trinken Sie **Goldwasser** oder **Silberwasser**.

  Für Goldwasser kochen Sie zwei Liter Wasser und ein Goldstück so lange (circa 3/4 Stunde), bis nur noch ein Liter Wasser übrig ist - davon nehmen Sie drei Teelöffel täglich ein.

  Für Silberwasser legen Sie ein Silberstück über einen Zeitraum von 24 Stunden in einen Liter Wasser, ohne es zu kochen - davon nehmen Sie drei Teelöffel täglich ein.

SCHWÄCHE (KÖRPERLICH)

Streuen Sie 300 bis 350 g Walnussblätter in Ihr Badewasser. Sie können alternativ auch einen Walnussextrakt vorbereiten und diesen in Ihr Badewasser geben.

SCHWANGERSCHAFT

Kinderwunsch

- Eine Frau, die einfach nicht schwanger wird, sollte eine **Moorkur** machen - das war schon unseren Vorfahren bekannt. Diese Methode wirkt heute noch wie vor tausend Jahren, wurde aber erst kürzlich wissenschaftlich anerkannt. Zu Hause ist die Kur kaum durchführbar, sie wird aber in vielen Sanatorien angeboten und weist eine Erfolgsquote von über 70 Prozent auf - selbst nach jahrelangem unerfülltem Kinderwunsch! Nach Beginn der Kur ist erst noch ein wenig Geduld gefragt, da die Hormondrüsen einige Wochen zur Umstellung brauchen.
- Eine **weiße Geranie** oder eine andere **weiße Blume** im Schlafzimmer helfen beim Kinderwunsch und garantieren, wenn Sie schon schwanger sind, eine unkomplizierte Geburt. Durch die Schwingung der Pflanzen werden die Empfängnisbereitschaft der Frau und die Kraft des Mannes aktiviert. Da es hier vorrangig um Energiearbeit geht, stellen Sie bitte nur eine Blume ins Zimmer. Zusätzlich besorgen Sie sich **grüne Bettwäsche**.

Ich erinnere mich noch an zwei Damen, die vor einigen Jahren bei einer Esoterikmesse meinen Stand besuchten. Jede dieser Damen erzählte mir, dass dieser Tipp ihrer Tochter gut geholfen habe, nach Jahren der »Unfruchtbarkeit« doch noch schwanger zu werden. Allerdings stellte eine der Töchter zwei und die andere drei Geranien ins Schlafzimmer, um die Wirkung zu verstärken. Interessant war nun, dass die Tochter, die zwei Geranien aufgestellt hatte, Zwillinge bekam, und die Tochter, die drei Geranien aufgestellt hatte ... man ahnt es bereits ... Drillinge. Dies ist kein Witz, sondern wahr!

➢ Zum Schluss noch eine Methode mit **Knoblauch** und **Wodka**, welche die Frau anwenden sollte, falls alle Versuche, ein Kind zu zeugen, vergeblich waren: Hacken Sie 100 g Knoblauch in Stückchen, und legen Sie diese in ½ Liter Wodka. Nach fünf Tagen sieben Sie das Getränk durch, und die Einnahme kann beginnen - mit je einem halben Teelöffel am Morgen und am Abend.

SCHWARZKÜMMELÖL

Schon die alten Ägypter wussten, wie sie Schwarzkümmel für ihre Zwecke einsetzen konnten. Die heutige Wissenschaft hat bewiesen, dass Schwarzkümmelöl wertvolle mehrfach ungesättigte Fettsäuren enthält, die für ihre lebenswichtigen Funktionen im menschlichen Organismus bekannt sind. Schwarzkümmelöl sollte über einen längeren Zeitraum, zwischen drei Monaten und einem halben Jahr, täglich eingenommen werden. Möglich ist die Einnahme von je ein bis zwei Kapseln oder von je ½ bis einem Teelöffel.

SCHWELLUNGEN

- Bei einer länger anhaltenden Schwellung legen Sie eine Viertelstunde lang ein **frisches Stück Fleisch** auf. Dies hat eine energetische Wirkung.
- Ebenso wirkungsvoll sind hier **zwei Kartoffelscheiben**, die Sie auf die entzündete Stelle geben.
- Sie können auch einen **Amethyst** einsetzen. Befeuchten Sie ihn mit Speichel - damit massieren Sie mehrmals die betroffenen Stellen.

SENFPFLASTER

In Russland gilt die Senfpflastertherapie als altes Volksmittel, während sie im westlichen Europa seltener zur Anwendung kommt. Da dieses ökologisch reine und biologisch aktive Mittel jedoch wunderbar hilft, möchte ich es Ihnen nicht vorenthalten, erhöht es doch die Widerstandskraft des Organismus und stimuliert die inneren Reserven.

Indikationen: In der Reflextherapie wird das Senfpflaster als Reiz- und Ablenkungsmittel bei rheumatischen Schmerzen und Neuralgien eingesetzt. Diese Therapie führt man ebenso bei akuten Respirationsinfektionen, bei Erkältung, Bronchitis und Lungenentzündung durch. Zudem hemmt es Entzündungen.

Kontraindikationen: Fieber ab 38° C, Hautkrankheiten, Eiterblasen

Anwendung: Man taucht ein Stück des Senfpflasters für zehn Sekunden in heißes Wasser (37° C) und legt es dann auf die schmerzende Stelle. Eine stärkere Wirkung erzielt man durch Zudecken mit Polyethylenfolie, die mit einer elastischen Binde oder einem anderen Verband dicht an den Körper gedrückt wird. Die Anwendung dauert zwischen einer halben und vier Stunden. Tritt starkes Brennen auf, vermindern Sie den Druck des Pflasters am Körper oder entfernen es. Man wiederholt diese Behandlung an weiteren drei bis vier Tagen.

SODBRENNEN

Gegen Sodbrennen hilft eine Mischung aus 300 ml Schmand und 300 ml Bier.

SONNENBRAND

Sehr hilfreich ist das Auftragen von Sanddornöl, Buttermilch oder Kefir.

SORGEN

Man kann durch Sorgen sehr viel Energie verlieren. Sorgen sind unsere Energiediebe. Wie werde ich meine Sorgen los? Es gibt etwas: Ölen Sie Ihre Hände mit einem beliebigen Öl ein. Dann legen Sie die Hände mit kreisenden Bewegungen auf Ihr Herzchakra.

Sorgen abwaschen: Sollten Sie viele Sorgen haben und keine Ruhe finden, können Sie auch Folgendes tun: Nehmen Sie etwas Weihwasser in Ihre beiden Hände, reiben Sie die Hände damit ein. Anschließend waschen Sie auch das Gesicht mit diesem Weihwasser ab. Trocknen Sie das Wasser nicht ab; lassen Sie es von alleine trocknen.

STEINE UND IHRE KRAFT

Es gibt **weibliche und männliche Steine.** So sollten Männer lieber weibliche Steine und Frauen männliche tragen. Männliche Steine sind Kristalle und dunkelfarbige Steine. Weibliche dagegen sind hell. Ich habe bemerkt, dass Larimar und Bergkristall (männliche Steine) bei mir platzen oder Sprünge bekommen.

Eine meiner Kundinnen berichtete, dass in ihrem 20 Kilo schweren Rosenquarz ein Kreuz entstand - kurz nach dem Tod ihrer Schwiegermutter. Das Kreuz in dem Stein war vom Platzen entstanden. In der gleichen Zeit hat sie Kontakt mit der Verstorbenen bekommen.

Wirkung einiger Steine

- **Orangenkalzit** fördert die Verdauung, sorgt für eine gesunde Entwicklung der Knochen, fördert die Heilung von Haut und Knochen, stärkt die Selbstheilungsprozesse. Sie können Orangenkalzit auch dazu benutzen, selbstbewusster zu werden, Albträume und Mondsüchtigkeit zu lindern sowie Kopfschmerzen zu heilen. Man nimmt den Orangenkalzit in die linke Hand und hält ihn für ungefähr 20 Minuten sehr fest. Man kann ihn auch unter das Kopfkissen legen.
- **Silberauge** bewahrt vor Überanstrengung der Augen. Er ist bei defekten Zähnen, bei Zahnfleischproblemen sowie bei Hautleiden wie Neurodermitis oder Jucken geeignet. Dieser Stein bewirkt Entspannung, wirkt erholsam und bringt einen tiefen Schlaf. Das Silberauge verschafft mehr Unternehmungslust.
- **Aquamarinkalzit:** Er ist ein ganz neuer Stein, der vor kurzem in Brasilien entdeckt wurde. Der Aquamarinkalzit gilt als sehr starker Energiestein. Man kann ihn beim Chakrenausgleich verwenden sowie für die Reinigung einsetzen.

- **Orchideenkalzit:** Ähnlich dem Orangenkalzit; jedoch kommt dieser aus Mexiko. Er ist ein dunkler Stein, der Energien des Ursprungs mitbringt und an uns weiterleitet.
- **Jade** gibt es in allerlei verschiedenen Farben - es gibt weiße, grüne und auch dunkle Jade. An dieser Stelle möchte ich allerdings violette Jade vorstellen. Lilafarbene Jade ist ein Traumstein, der die Nierenfunktion anregt, die Reaktionsfähigkeit erhöht sowie einen Ausgleich mit sich bringt. Wenn man träge ist, hilft der Stein, aktiver zu werden. Er bringt Ruhe bei Überlastung, hilft, Träume zu verstehen, schenkt Weisheit und ist gut gegen Migräne und Grippe.
- **Rutilquarz** ist ein Hilfestein. Er leistet Erste Hilfe bei Bronchitis, weckt die Selbstheilungskräfte des Körpers, beruhigt und beschützt unseren Schlaf. Der Stein hilft sehr gut bei Asthmaproblemen, wirkt bei Husten und ist schleimlösend. Er ist der Stein der Hoffnung, der neuen Vision. Rutilquarz ist auch ein sehr starker Stein, der Ruhe bei einer Prüfung bringt. Somit könnte man ihn auch bei Prüfungsängsten einsetzen.
- **Roter Aventurin** hilft bei Allergien, unreiner Haut und Haarausfall. Bei Augenkrankheiten wirkt dieser Stein auch lindernd. Außerdem soll er die Geschmeidigkeit des Geistes fördern und bringt innere Ruhe und Gelassenheit.
- **Kupfer** fördert die Kreativität und schützt vor falschen Freunden. Kupfer hilft bei schweren Entscheidungen, die man im Leben zu treffen hat. Gut ist es auch für alle, die nicht ganz in ihrer goldenen Mitte stehen und nicht zufrieden sind. Kupfer passt zu mir, wenn ich unruhig bin und meinen eigenen Bedürfnissen nicht nachgehe. Es steht auch für Sinnlichkeit, Verführung und Anpassungsfähigkeit.
- **Perlmutt** bringt viel Licht mit sich. Es steht für Leichtigkeit, für das Lachen und die Achtung. Es lindert Muskelkater und Muskelkrämpfe. Perlmutt kann Schmerzen lindern, hilft bei Überanstrengung, heilt rheumatische Erkrankungen, stärkt das Selbstwertgefühl,

das Selbstvertrauen und lindert Prüfungsangst. Perlmutt ist auch hervorragend geeignet zum Meditieren und für all diejenigen, die Stress haben.

➢ **Eissaphire und Eisrubine sowie Eisopale** sind neue Steine. Sie sind sehr selten und kommen aus den argentinischen Anden. Man findet sie in vielen Metern Höhe. Warum heißen Eissaphire und Eisrubine eigentlich Eissteine? Weil sie nur ein paar Wochen im Jahr, im Sommer, abgebaut werden. Da die Landschaft die ganze Zeit über vereist ist, haben sie sich diesen Namen verdient. Diese Steine haben die Energie von vielen Millionen Jahren. Sie haben orangefarbene Einschlüsse, sogenanntes Gletschergold. Die schwarzen Einschlüsse in den Steinen sind Onyx- und Turmalin-Einschlüsse.

➢ **Kaktuskristall:** Er besteht aus zwei Generationen von Kristallen, aus Bergkristall, der überzogen ist mit Amethyst. Kraft-Kaktuskristalle gehören zu den Quarzsteinen und werden spirituelles Quarz genannt. Sie sind sehr selten und noch nicht sehr lange bekannt. Gefunden werden Kaktuskristalle in Südafrika ungefähr seit dem Jahr 2005.

➢ **Septarien** sind sehr gut fürs Gehirn und gegen Vergesslichkeit. Sie wirken gegen Alzheimer und Konzentrationsschwäche sowie bei seelischen Problemen. Diese Steine bewirken Ruhe und dass sich der Betroffene nicht aus seinem Umfeld absondert. Septarien kann man auch auf den Solarplexus legen, in der Wohnung auslegen oder einfach in der Hand halten.

➢ **Heliotrop** ist ein Blutreinigungsstein, der auf den Kreislauf und das Herz wirkt. Er bietet Schutz gegen Magie, bringt uns Ausgleich und Geborgenheit.

➢ **Labradorit:** Er schillert in der Sonne in Regenbogenfarben, ist ein Feldspat und verwandt mit dem Mondstein. Er hilft uns, Gefühle wieder fließen zu lassen und eignet sich bei Anspannung, Aggression und Rheuma. Für Menschen, die sich keine Pause gönnen, ist dieser Stein der richtige. Außerdem holt er verschüttete Erinnerungen aus dem

Unterbewusstsein und löst Traumata. Dieser Stein bewirkt auch wahre Wunder bei schleichenden Erkrankungen wie Krebs, aktiviert den Thymus und wirkt lindernd bei Gicht. Man kann diesen Stein bei allen Chakren des Körpers verwenden.

- **Aragonit:** Dieser Stein kommt aus Marokko und wird immer beliebter; er ist für das Immunsystem, die Verdauung und gegen Müdigkeit geeignet sowie bei Unruhe und innerer Anspannung.
- **Achate, gefärbte Achate:** Eingebrannte, eingefärbte Achate sind ein Hit. Sie werden zum Schutz bei Schwangerschaft und bei Erbkrankheiten der Haut eingesetzt. Wenn Sie Schmerzen im Meniskusbereich (Knie) haben oder unter Depressionen leiden, ist dieser Stein unersetzlich. Man nimmt ihn in die Hände oder legt ihn ins Wasser und trinkt dieses danach.
- **Aventurinspitzen** haben eine Obeliskform und stehen auch für Freiheit. Die Obeliskform symbolisiert Kraft, Zusammenhalt und Stärke. Mit einem Aventurin beziehungsweise mit einer Aventurinspitze oder mit einem Aventurinobelisk könnte man das dritte Auge öffnen und negative Energien abziehen. Der Aventurin ist ein Hautstein. Es gibt auch Aventurinmassagen, sogar ein Aventurin-Hotel in Deutschland.

STREIT

- Wenn Sie ein Messer oder etwas, das scharf ist, verschenken oder als Geschenk bekommen, bringt es Wut und Unzufriedenheit sowie Streit. Sollten Sie doch ein Messer bekommen haben, kann Streit abgewehrt werden, indem das Messer kurz mit Essigwasser abgewischt wird.
- Man sollte auch keinen Tisch mit einem Papiertuch abwischen. Das bringt Unglück und bewirkt Unstimmigkeiten in der Familie und Streit.
- Man sollte genauso nie mit einem Schlüssel auf den Tisch klopfen, die Schlüssel auf den Tisch legen oder mit einem Schlüssel am Tisch kratzen.

Dies bringt immer Konflikte. Schließlich steht der Schlüssel für offene Wege, und durch das Kratzen mit dem Schlüssel am Tisch werden die Wege versperrt.

- Wenn Sie mit einem Regenschirm in eine Wohnung kommen, sollten Sie ihn sofort schließen. Man sollte nie mit einem offenen Regenschirm in der Wohnung herumlaufen; das bringt Geldverluste und Tränen.
- Wenn Sie jemanden besuchen, sollten Sie die Wohnung immer mit dem rechten Fuß betreten, dann wird es ein schöner Besuch.
- Wenn Sie selbst Besuch haben, putzen Sie nie sofort die Wohnung, wenn der Besuch weg ist.
- Man sollte auch nicht mit Besteck spielen, denn das bringt Streit.

STRESS

Hier möchte ich Ihnen eine praktische Anleitung zur Stressbewältigung geben, die sogenannte **Stirn-Nacken-Korrektur**. Legen Sie eine Hand auf die Stirn und die andere auf den Hinterkopf; halten Sie sie so lange, bis der Mensch von alleine tief einatmet und sein Körper sich begradigt. Sie werden sehen, dass sein Kopf automatisch nach hinten geht. Anschließend werden Sie mit Ihren Händen an zwei Punkten auf der Stirn und an zwei Punkten am Hinterkopf eine synchrone pulsierende Bewegung spüren.

TACHYON-KRISTALLGLASKUGEL

Die Tachyon-Glaskugel ist bestens geeignet, um Ihre Wohn- und Arbeitsräume zu harmonisieren und zu energetisieren. Sie dient als Schutz- und Harmonisierungskugel. Die Kugel hat ein Wirkungsfeld von mehreren Metern - Tachyonen sind die Quelle heilender Energie!
Innerhalb dieses Kraftfeldes werden störende Fremdeinflüsse neutralisiert. Die feinstofflichen Energiesysteme unseres Körpers werden harmonisiert und gestärkt.

TEEBAUMÖL

Teebaumöl, aus den Blättern des australischen Teebaumes gewonnen, war lange Zeit nur den Ureinwohnern Australiens bekannt. Es hat sehr wirksame Eigenschaften und wird gerne zur Körperpflege verwendet.

Zur **Hautpflege** werden 20 Tropfen Teebaumöl in ein Vollbad gegeben, nach dem **Sonnenbaden** einige Tropfen in Körperpflegeöl. Zur **Haarpflege** werden einige Tropfen des Öls in ein Shampoo gegeben, bei **unreiner Haut** im

Gesicht wird es auf die betroffenen Stellen aufgetragen, und gegen **müde Füße** hilft ein Fußbad mit Teebaumöl in lauwarmem Wasser.

TIBETANISCHER PILZ

Dieser aus Indien stammende Pilz ist sehr selten. Früher wurde er von tibetanischen Mönchen gezüchtet und empfiehlt sich auch heute noch bei vielen verschiedenen Leiden.

Was kann der tibetanische Pilz bewirken:

- Regulierung der Abwehrstoffe im Organismus
- Zufuhr aller Vitamine, die der Mensch zum Leben braucht
- Regulierung des Blutdrucks
- Heilung entzündlicher Stellen im Organismus durch selbst entwickeltes Antibiotikum
- Heilung von Herzkrankheiten, Herzkranzgefäßen
- Neutralisieren von Cholesterin
- Heilung der Galle, Säuberung der Gallenwege und des Zwölffingerdarms, Zerstörung von Gallensteinen
- Heilung der Bauchspeicheldrüse, Leber und Milz
- Heilung von Magen, Darmwegen und Geschwüren
- Heilung kranker Nieren und Kontrolle der Harnwege
- Bekämpfung von Metastasen und Ausbremsen einer Neuentwicklung
- verlangsamt das Altern
- gegen allgemeine Ermüdungserscheinungen
- natürliche Potenzsteigerung für Frauen und Männer

Pilzkur: Eine Kur dauert 20 Tage, anschließend wird zehn Tage pausiert.
Geben Sie zwei Esslöffel gereinigte Pilze in ein ausreichend großes Glas. Beachten Sie, dass dieser Pilz, der einen Durchmesser von fünf Millimetern hat, auf das Fünffache anwachsen kann! Gießen Sie nun 1/4 Liter ungekochte Milch darüber, und Sie lassen alles 24 Stunden lang stehen. Danach gießen Sie die Milch durch ein Plastiksieb; diese ist nun trinkfertig. Die Pilze werden unter laufendem kalten Wasser gut abgespült und anschließend wieder mit Milch versorgt.
Der tibetanische Pilz hat eine lange Lebensdauer, ohne dabei an Wirksamkeit einzubüßen.

TOMATE

Tomaten schützen vor Krebs! Es ist längst erwiesen, dass das Risiko, an Krebs zu erkranken, drastisch sinkt, wenn mehrfach pro Woche Tomaten gegessen werden - ob gekocht oder ungekocht. Selbst schon die Tomatensoße auf Nudeln und Pizza ist empfehlenswert. So sind Tomaten im gekochten Zustand sogar besser als rohe, da nach zweiminütigem Kochen ein Drittel mehr Lycopin vorhanden ist als im Rohzustand.
Tomaten besitzen viele Stoffe, die eine antioxidative Wirkung zeigen. Dies sind **viele Mineralien** - Kalium (Herz), Eisen, Kalzium (Knochen), Magnesium, Zink (Hautzellenwachstum), Phosphor (Stoffwechsel), Aminosäuren, **Vitamine** (B1, B2, B3, B6, B9, E, C, A), **Lycopin** (gibt die Farbe, fängt freie Radikale, hilft dem Herzen), **Serotonin** (Glückshormon).

TRÄUMEN

Für gute Träume lesen Sie vor dem Zubettgehen ein Gebet wie dieses:

»Lieber Gott, gib mir Energie und Kraft, gib mir Verstand und Illusion.
Ich werde schnell einschlafen und die allerschönsten Träume sehen.
Amen, Amen, Amen.«

TUMORE

➢ Hilfreich bei Tumoren aller Art ist Bier, ebenso der **Brottrunk** mit dem bereits erstaunliche Ergebnisse erzielt werden konnten!

➢ **Rote Bete** - als Saft oder Bad - hilft ebenfalls; oft bilden sich Tumore sogar zurück. Bäder werden einmal wöchentlich eine halbe Stunde lang durchgeführt - mit zehn Litern Rote-Bete-Saft auf eine volle Badewanne.

➢ Eine alte Methode, die gegen Tumore angewendet wird, ist das **Wachsrollen**. Man lässt dazu eine Kerze brennen und formt, sobald das Wachs flüssig ist, eine Kugel daraus. Mit dieser Wachskugel rollt man um den Tumor herum - erst fünfmal im Uhrzeigersinn, dann fünfmal dagegen. Anschließend wird sie in einen Fluss geworfen, verbrannt oder vergraben.

➢ Viele Krankheiten sind bekanntlich seelisch bedingt. So ist unsere **Einstellung** häufig für schleichende Krankheiten verantwortlich. Wenn man sich viele Sorgen macht, gehört dies mit zu den Hauptübeln, die Körper, Geist und Seele belasten. Versuchen Sie, sich eine gesunde Einstellung zu bewahren.

Wichtig:

Diese Methoden sind immer nur als unterstützende Therapien anzusehen und können nicht den Besuch bei einem Arzt oder die schulmedizinische Therapie ersetzen!

ÜBERSÄUERUNG

Stress macht sauer ... Bei Übersäuerung führen Sie ein Basenbad durch, und ändern Sie Ihre Essgewohnheiten - bevorzugen Sie basisches Essen, mehr Obst und Gemüse, essen Sie weniger Fleisch.

UNGLÜCK

Unglück wird immer angekündigt. Es passiert immer etwas, was vorher schon auf Unglück hindeutet. Wenn zum Beispiel ein Spiegel zerbricht, ist das ein solches Zeichen. Sollte es jedoch passieren, hat man immer noch die Möglichkeit, das Unglück abzublocken. Sollte Ihnen ein Spiegel zerbrechen, sagen Sie folgenden Satz: »Der Spiegel ist kaputt, das Unglück von mir (eigener Name) vergeht.« Werfen Sie den alten Spiegel weg, und kaufen Sie sich einen neuen.

Man sollte auch nie vor dem Spiegel essen, sonst, wie die alten Ahnen sagen, vergeht die Schönheit, man bekommt Falten und verliert die Gesundheit.

Man sollte auch keinem Kind einen Spiegel in die Hand drücken, besonders wenn es jünger als ein Jahr ist.

Nehmen Sie ein Paar Ihrer eigenen alten **Hausschuhe.** Legen Sie irgendeinen Schlüssel hinein, und entsorgen Sie diese Sachen anschließend; auch Vergraben ist möglich. Dazu sprechen Sie folgenden Satz: »So, wie diese Sachen nicht mehr in mein Haus kommen, wird auch das Unglück (nennen Sie es beim Namen) draußen bleiben.« Diese Energiemethode wirkt ebenso bei Migräne, Kopf- und Kreuzschmerzen.

UNRUHE

- Wenn Sie Schmerzen haben und nicht schlafen können, wenn Sie etwas beunruhigt und Ihre Psyche belastet, machen Sie Folgendes: Suchen Sie sich eine mittelgroße Zwiebel aus; stechen Sie in diese Zwiebel in Kreuzform zwei Nadeln, und vergraben Sie sie in der Früh in Ihrem Garten beziehungsweise draußen.
- Gegen Unruhezustände hilft auch Folgendes: Man nimmt eine Zitrone und reibt mit ihr die Fersen ein. Anschließend sollte man warme Socken anziehen.

UNTERLEIB

Bei Unterleibsbeschwerden hilft die Einnahme von 20 ml Salatöl, gemischt mit 20 ml Wodka, dreimal täglich.

VENEN

- Das **Hochlegen** der Beine ermöglicht den leichteren Abfluss des Blutes. Beherzigen Sie diesen Ratschlag, wenn immer es Ihnen möglich ist, vor allem abends.
- Bei Venenleiden empfiehlt sich das Einreiben mit **Kartoffelsaft**. Halbieren Sie eine frische Kartoffel, und reiben Sie damit beide Beine ein.
- Empfehlenswert ist auch ein **Maisbad**, für das man vier Esslöffel Maismehl in zehn Liter Wasser gibt. Die Füße anschließend eine Viertelstunde lang hineinstellen.
- Auch **Kastaniensalbe** hilft sehr gut bei Venenleiden.

VERBRENNUNG DER HAUT

- Das Wichtigste bei einer Verbrennung ist das sofortige Abspülen mit **kaltem Wasser** und eine ärztliche Versorgung!
- Bei kleineren Verbrennungen hilft die **Propolissalbe**. Sie können auch ein Weißkrautblatt oder ein Aloeblatt auf die Verbrennung legen oder

eine Mischung aus zwei Esslöffeln Leinsamen und ½ Liter Wasser vorbereiten, alles fünf Minuten lang kochen, warm auf eine Kompresse streichen und anschließend für eine halbe Stunde auflegen.

VERSTOPFUNG

Zwei Esslöffel **Rizinusöl** bringen den meisten Menschen schon nach wenigen Minuten Erleichterung.
Alternativ bietet sich ein Tee aus **Melisse** oder **Apfelschalen** an.

VERSTORBENE

Energien von Verstorbenen umgeben uns noch lange nach deren Tod; deshalb ist der Umgang mit ihnen ein wichtiges Thema, das Beachtung finden sollte. Grundsätzlich sollen **Fotos** von Verstorbenen niemals aufgestellt oder an die Wand gehängt werden. Lässt man ihre Seelen ruhen, wird man auch keine Energieverluste im Haus hinnehmen müssen, denn durch ein Foto fließt Energie in andere Dimensionen ab; Fotos sind Energieträger. Legen Sie all solche Fotos besser in ein Album, welches Sie, wann immer Sie wollen, zur Hand nehmen können. Reden Sie auch ruhig mit dem Verstorbenen.

Weitere Regeln, die zu beachten sind, wenn jemand verstirbt:

- Decken Sie alle Spiegel ab in dem Haus, in dem der Verstorbene lebte.
- Geben Sie seine persönlichen Sachen weg.
- Entsorgen Sie seine Matratze, sein Kopfkissen, seinen Kamm, sein Rasierzeug, seine Zahnbürste und seine Schuhe.
- Bei Angst vor Verstorbenen fassen Sie eine Leiche kurz am linken Fuß an; so vergehen Ihre Ängste.

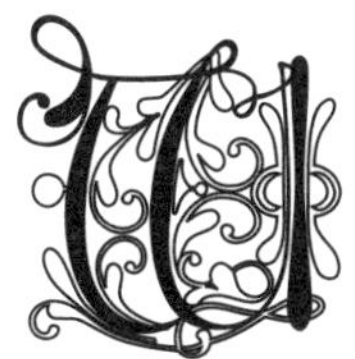

WACHS ROLLEN

Wachs auf einem Körper- beziehungsweise Schmerzbereich zu rollen, ist eine sehr alte Methode. Die alten Russen wenden diese Methode schon seit Tausenden von Jahren an, wenn sie Schmerzen haben, wenn sie sich verletzt haben oder wenn sie denken, eine magische Beeinflussung abbekommen zu haben. Man nimmt Bienenwachs und legt es auf die kranke Stelle. Nach ein paar Minuten ist das Wachs weich und wird zu einer Kugel geformt. Man rollt diese Kugel im Uhrzeigersinn ungefähr fünf Minuten um die Schmerzstelle herum. Anschließend wird diese Kugel verbrannt.

WADENKRÄMPFE

Leiden Sie unter Wadenkrämpfen? Dann legen Sie ein Stück Seife ins Bett, und lassen Sie es dort einige Wochen liegen; in der Regel reichen zwei bis fünf Wochen, es kann aber auch länger dauern.

WASSER

ionisiert und aufgeladen

Dieses Wasser ist eine neue Form von Wasser mit super Eigenschaften. Erstmals vorgestellt habe ich das Wasser 2004 in meinen Sendungen bei Astro TV. Obwohl das durch meine Stimme aufgeladene Wasser fantastische Eigenschaften besitzt, ist es für die Chemiker nichts weiter als H_2O. Menschen reagieren jedoch sehr positiv darauf. Ich erlebte mehrere Spontanheilungen innerhalb kurzer Zeit. Was steckt dahinter? Die Mikrostruktur offenbart den entscheidenden Unterschied zu gewöhnlichem Wasser. Dieses Wasser besitzt Eigenschaften von zielgerichtetem Bewusstsein, es besitzt eine optimale positive Schwingung, die übertragen wird.
Das Geheimnis der Herstellung dieses Wassers wurde zunächst niemandem offenbart. Nun können meine Klienten das Wasser durch meine CD »Wasser aufladen« energetisieren. Offensichtlich wird das aufgeladene Wasser gerade jetzt, wo wir es am dringendsten benötigen, sehr wichtig für uns sein. Deshalb habe ich diese CD zum Aufladen des Wassers auf den Markt gebracht, damit jeder dieses Wasser mit der Schwingung meiner Stimme selbst zubereiten kann.

WASSERADERN

Bei Wasseradern und Störfeldern empfiehlt sich Kork als Bodenbelag oder ein schwarzer Turmalin im Schlafzimmer, wobei Turmaline natürlich die preiswertere Alternative sind. Sie benötigen acht bis zehn Steine verschiedener Größen; verteilen Sie diese im Schlafzimmer, auch unter Ihrem Bett. Sie bekommen diese Steine beispielsweise beim Juwelier, im Esoterikgeschäft und in vielen Kaufhäusern.

WARZEN

- Um eine lästige Warze loszuwerden, empfiehlt es sich, diese per Wattestäbchen tropfenweise mit **Essig** anzufeuchten, allerdings vorsichtig, damit die gesunde Haut daneben trocken bleibt. Um die Wirksamkeit noch zu erhöhen, wird Roggenmehl (1 g) in den Essig (1 ml) gegeben.
- Eine weitere Methode bietet eine **frische Kartoffel**. Diese wird geviertelt; mit diesen vier Teilen reibt man die Warze kurz ein. Danach werden alle Kartoffelteile zusammengelegt und mit einem roten Faden zusammengebunden, so dass die Kartoffel wieder komplett ist. Anschließend wird sie vergraben. Sobald die Kartoffel vergammelt ist, sagt man, sind die Warzen verschwunden. Dies ereignet sich innerhalb eines Zeitraumes von einer bis drei Wochen.
- Sie können auch ein **Wermutkrautblatt** auf die Warze auflegen oder **Wermutkrautextrakt** oder **Ebereschenbeerensaft** auftragen.

WEIHRAUCHTABLETTEN

Weihrauch ist das Harz des indischen Weihrauchbaumes, der lateinische Name lautet Boswellia serrata. Im Ayurveda, der traditionellen indischen Naturheilkunde, wird dieses Harz seit über 3000 Jahren als wichtigstes Heilmittel angesehen und verwendet. Es wird bei verschiedenen Entzündungen eingesetzt. Neben Substanzen wie ätherischen Ölen und Gerbstoffen enthält Weihrauch auch sogenannte Boswellia-Säuren. Nach Ansicht des Ayurveda greift Weihrauch harmonisierend in den menschlichen Energiekreis ein. Anwendung findet der Weihrauchextrakt vor allem bei Krankheiten des rheumatischen Formenkreises, bei chronischen Gelenkentzündungen, aber auch bei entzündlichen Darmerkrankungen wie Morbus Crohn und Colitis ulcerosa.

WOHLBEFINDEN

Ist unser persönliches Wohlbefinden in Ordnung, sind nicht nur wir selbst glücklich, sondern wir verbreiten auch eine gute Schwingung in unserer Umgebung.
Das Wohlbefinden lässt sich verbessern, indem man eine **Orange** für 20 Minuten in heißes Wasser legt - nun ist sie weich. Dann wird sie abgetrocknet, und 133 **Gewürznelken** werden in ihre Haut gesteckt. Anschließend wird das Ganze an eine dunkle Stelle gestellt, um es dort reifen zu lassen. Zwei Wochen später schmückt man die besteckte Orange mit schönen Schleifen aus Baumwollstoff und legt sie in den Raum. Solange die Orange duftet - circa drei Monate - hat man beste Energieeinflüsse in diesem Raum, da der Duft von Orange und Nelke die Energie des Bewohners wie auch die des Raumes ausgleicht. Man fühlt sich zufriedener. Das Ganze eignet sich auch für das Schlafzimmer, wo es zu einem guten Schlaf verhilft.

WÜNSCHEN

Wunscherfüllung

Jeder hat Wünsche, und jeder will, dass diese in Erfüllung gehen. Es gibt unzählige verschiedene Methoden und Wunscherfüllungsrituale. Hier eines davon: Besorgen Sie sich eine **Bergkristallspitze**, und machen Sie es sich in einem Sessel oder auf der Couch bequem. Halten Sie den Edelstein mit beiden Händen, und sehen Sie in seine Tiefe. Stellen Sie sich dann vor, wie Sie das Innere des Kristalls durch die Außenwand betreten. Halten Sie sich diese Vision kurz vor Augen. Sobald Sie es geschafft haben, machen Sie Ihre Augen zu. Stellen Sie sich vor, Sie gehen durch eine lange, schmale Halle. Am Ende dieser Halle befindet sich eine silberne Tür. Treten Sie ein! Schauen Sie sich um. Die Wände der Halle sollten auch in Silber erscheinen. Der Fußboden ist goldfarben, ebenso die Decke. Der Raum strahlt eine wohlige und angenehme Atmosphäre von Reichtum und Wachstum aus. Nun dürfen Sie sich etwas wünschen. Rufen Sie jetzt in Ihrem Geist ein genaues Bild dessen wach, was Sie sich von Herzen wünschen. Stellen Sie sich alle Details so genau wie möglich vor. Konzentrieren Sie sich, und visualisieren Sie, dass Sie alles, was Sie sich wünschen, bereits schon besitzen. Empfinden Sie Glück und Freude, und verlassen Sie mit diesem Gefühl die Halle. Nehmen Sie den gleichen Weg zurück. Seien Sie absolut sicher, dass es funktioniert. Wenn Sie den Raum verlassen, schließen Sie bitte die Tür. Gehen Sie zurück zum Ausgang, und verlassen Sie den Kristall.

Um verschiedene Wünsche wahr werden zu lassen, gibt es noch folgenden Tipp: Nehmen Sie vier **Kerzen**. Beschriften Sie diese mit den verschiedenen Wünschen, und lassen Sie sie (auf einer feuerfesten Unterlage) abbrennen. Die Reste der Kerzen sammeln Sie ein und bringen sie zu einem Fluss.

YOGA

- »Yoga« bedeutet »den Geist zur Ruhe bringen« und ermöglicht eine Harmonie zwischen Körper und Geist.
- Es gibt verschiedene Übungen, die eine effektive Dehnung von Muskeln, Bändern, Sehnen und Bindegewebe bewirken. Dadurch wird man ausgeglichen.
- Yoga hilft auch bei vielen Störungen des Körpers wie beispielsweise Durchblutungs- und Schlafstörungen, Verdauungs- und Menstruationsbeschwerden.

ZAHNSCHMERZEN

- Bei Zahnschmerzen riechen Sie zuerst einige Minuten an **Schnaps**, geben anschließend eine **Aspirin** auf den schmerzenden Zahn und beißen zu.
- Zahnschmerzen können auch durch **Gebete** behandelt beziehungsweise besprochen oder mit einer Klangschalentherapie ausgeglichen werden.

ZAUBERSTAB

stark und magisch

Jeder Magier und jede Hexe besitzt einen sogenannten Zauberstab. Dieser Stab wird aus Rosen- oder Zedernholz gefertigt und mit sieben verschiedenen Edelsteinen besetzt. Als Spitze dieses Stabes verwendeten unsere Ahnen einen Bergkristall, die weiteren sechs magischen Edelsteine wählten sie nach Gefühl aus.

Der schönste Zauberstab nutzt jedoch nichts, wenn er nicht nach allen Regeln der Kunst eingeweiht wird! Die richtige Weihe dauert sieben Tage und beginnt immer bei Neumond. Dazu führt ein Magier oder ein Schamane

täglich ein Ritual mit Heilgebeten durch, wobei er sich völlig auf den Zauberstab konzentriert. Der Stab wird dabei »programmiert« für alle guten Taten und Wünsche. Der Zauberstab zieht auch verschiedene Geistwesen an und macht sie gehorsam, wobei man wissen sollte, dass der Besitzer des Stabes hier mit den Kräften der Naturgeister arbeitet.
Der Stab muss sorgfältig aufbewahrt werden und darf keinesfalls von jemand anderen als dem Eigentümer berührt oder verwendet werden, sonst verliert er seine Kräfte.

ZERRUNGEN

sowie Prellungen, Verstauchungen

Pfefferminze, Arnika und Lavendel, als Umschläge angewendet, helfen hervorragend bei diesen Beschwerden.

ZITRONE ALS HEILMITTEL

Die Zitrone ist eine vielseitige Pflanze und besitzt auch Heilkräfte. Innerlich angewendet wirkt sie entzündungshemmend, harn- und schweißtreibend sowie verdauungsfördernd. Sie regt den Appetit an und stärkt die Abwehrkräfte. Die hohe Konzentration an Vitamin C und Kalzium, Eisen sowie auch Pektin macht die Zitrone so wertvoll.
Vierteln Sie täglich eine kleine Zitrone, und essen Sie das Fruchtfleisch; Sie dürfen auch etwas Zucker dazunehmen. Schon nach wenigen Minuten erhöht sich die Vitamin-C-Konzentration im Körper, und so steigt die Leistungsfähigkeit! Sie können auch kleine Verletzungen im Mund-Rachenraum oder Pilzbefall wie Soor mit Zitronensaft desinfizieren. Hierzu wird der Saft direkt auf die betroffenen Stellen aufgetragen. Bei Heiserkeit und Halsentzündungen kann man den Saft einer Zitrone in eine Tasse heißes Wasser geben und mehrmals täglich damit gurgeln.

Anwendung:

Aufguss aus Zitronenblättern:

- Sechs Teelöffel getrocknete Blätter mit ½ Liter kochendem Wasser aufgießen und zehn Minuten ziehen lassen.
- Etwas Honig hinzugeben, täglich zwei Tassen davon zu sich nehmen.

Es wirkt fiebersenkend und krampflösend. Der Tee hat sich auch bei Husten und Asthma bewährt.

Zitrone wirkt zudem gegen Rheuma. Verwenden Sie hierfür die Schale, denn darin sind wertvolle, duftende Flavonoide enthalten; sie wirken entzündungshemmend. Nehmen Sie also eine ungespritzte Zitronenschale, zerkleinern Sie diese und massieren Sie damit die betroffene Körperstelle. Umwickeln Sie die Stelle anschließend mit einem Tuch.

ZUCKER

➢ Zucker darf nie offen herumstehen, denn so nimmt er negative Energien auf. Sollte dies dennoch einmal vorkommen, verwenden Sie den Zucker anschließend nicht mehr.

➢ Geben Sie auch niemandem Zucker mit, da damit Ihr Glück aus dem Haus getragen werden könnte.

Schlusswort

Liebe Leserinnen, liebe Leser, hiermit schließen meine Ausführungen. Wie Sie gesehen haben, bietet das Wissen unserer Vorfahren einen schier unerschöpflichen Fundus. Vieles davon ging zwar in den letzten Jahrhunderten verloren, doch mehr und mehr öffnen wir uns nun wieder für das wirkliche »Leben«, verändern unsere Energie und uns selber - ein neuer Zeitgeist hält Einzug. Nun sind wir in der Lage, altes mit neuem Wissen zu verbinden.

Wichtig:

Bei Krankheit und Beschwerden bitte jede Selbstmedikation unterlassen und unbedingt einen Arzt aufsuchen! Die hier vorgestellten Heilrezepte dienen lediglich der unterstützenden Therapie. Autor und Verlag können jedoch keine Diagnosen stellen oder im individuellen Fall entscheiden, welche Behandlungsmethode die richtige ist; das ist allein Aufgabe des Arztes!

ANHANG

Therapieaufbaumittel

Die folgenden aufgeführten Mittel erhalten Sie in der Apotheke, beim Heilpraktiker oder bei jedem Händler von Naturprodukten.

Akne: Aloe-Gel zum Auftragen

Allergie: chinesische Pilze, Sanddornöl, Hefepräparate, Magnetstreifen, Magnettherapie

Anämie: Honig, Hefe, Sanddornöl, Haiknorpelpräparate

Arteriosklerose: Gelée Royale, chinesische Pilze

Arthrose: Propolis, Honig, Mumijo, Magnetstreifen

Asthma: Propolis, Senfpflaster, Mumijo

Blähungen: Sanddornöl, chinesische Pilze, Hefepräparate

Blutdruck: Ohrkerze, Magnetstreifen

Bronchitis: Alpenbalsam von Dr. Weindrichs, Schröpfen, Ohrkerzen, Magnetstreifen

Colitis: Propolis, Hefepräparate

Darmerkrankung: Hefepräparate, Reishi- und Shiitake-Pilze

Darmwürmer: Sanddornöl, Knoblauch, Kürbiskerne

Depressionen: Ohrkerzen

Diabetes mellitus: Gelée-Royale-Präparate

Erkältung, Grippe: siehe im Buch Seite 97

Gastritis: Sanddornöl, Mumijo

Gewichtsreduktion: Sanddornöl, siehe im Buch Seite 17

Geschwüre / Magen, Darm: Sanddornöl, Honig, Hefepräparate

Haarausfall: Hefepräparate, Gelée Royale

Hämorrhoiden: Propolis, Magnettherapie, Mumijo, Sanddornöl

Hauterkrankung: Sanddornöl, Hefepräparate, Mumijo

Herpes: Sanddornöl, Gelée Royale, Aloe-Saft

hormonell bedingte Entgleisung: Magnetstreifen, Mumijo, Hefepräparate

Immunsystem: siehe im Buch Seite 131ff

Impotenz: Haiknorpel, Gelée Royale

Krebs: siehe im Buch Seite 170f

Menstruationsbeschwerden: Sanddornöl

Migräne: Sanddornöl, Hefepräparate, Ohrkerzen

Mundgeruch: Sanddornöl, Hefepräparate

Mundschleimhautprobleme: Sanddornöl, chinesische Pilze

Muskelentzündung: Magnetstreifen/Magnettherapie, Hefepräparate, Enzyme

Nierenerkrankung: Gelée Royale

Neurodermitis: siehe im Buch Seite 195

Pilzerkrankung: Sanddornöl, Propolis

Schlafstörungen: Tees, Aromatherapie

Stoffwechselstörung: Sanddornöl

Tinnitus: Ohrkerzen

Venenleiden: Hefepräparate, chinesische Pilze

Verbrennungen: Sanddornöl, Magnetstreifen

Verstopfung und Durchfall: Hefepräparate, chinesische Pilze

Literaturverzeichnis

Arroyo, Stephen: *Astrologie, Psychologie und die vier Elemente*, Neue Erde 2009

Bachler, K.: *Erfahrungen einer Rutengängerin*, aus »Geobiologische Einflüsse auf den Menschen«, Residenz 2006

Burnham, Sophy: *Die Nähe der Engel*, Solothurn 1993

Daniel, Alma: *Frag Engel*, Zweitausendeins 1994

Die Bibel: *Das 2. Buch der Könige*, 2. Buch Samuel

Falcon, Chuck T.: Psychology Made Easy, Sensible Psychology 2000

Fröhling, Thomas / Martin, Katrin: *Das große Feng-Shui-Buch*, Mosaik 2000

Georgien, Linda: *Schutz-Engel*, Heyne 1996

Grandjean, Michael / Birzer, Klaus: *Das Handbuch der Chinesischen Heilkunde*, Joy-Verlag 1997

Jordan, Harald: *Räume der Kraft schaffen*, Bauer 1997

Kirchner, G.: *Pendel und Wünschelrute*, Droemer Knaur 1992

Krohne, Horst: *Heilende Hände*, Ansata 2004

Meyer, H.: *Astrologie und Psychologie*, Rowohlt 1986

Oertli, Jakob: *Schamanisches Praxisbuch*, Langen Müller 2002

Richard, Wilhelm: *I-Ging-Text und Materialen*, Heyne 1998

Silver Ravenwolf: *Die schützende Kraft der Engel*, Ullstein 2004

Tschenze, Vadim: *Russisch-Tibetische Honigmassage*, Videel 2001

Tschenze, Vadim: *Die Geheimnisse der Liebesmagie, 10 x 13 lichtvolle Rituale*, Silberschnur 2008

Tschenze, Vadim: *Übersinnliche Phänomene: Mystische Begebenheiten aus der Anderswelt*, Silberschnur 2008

Tschenze, Vadim: *Das geheime Wissen. Einführung in die Welt der Esoterik*, Silberschnur 2006

Über den Autor

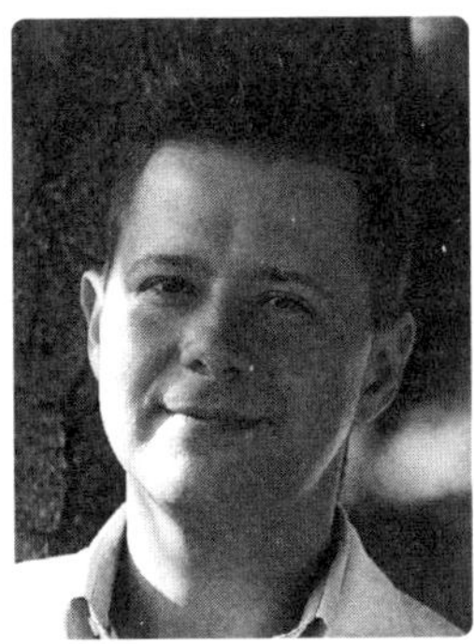

Bereits seit sechs Generationen wird die Kunst des Hellsehens in der Familie des Autors praktiziert und das Talent meist vererbt. Vadim Tschenze selbst hat sich seit dem zwölften Lebensjahr mit der Wahrsagerei beschäftigt. Daneben arbeitete er nach seiner Ausbildung an der Akademie als Heilpraktiker und schrieb nebenbei drei Bücher zu Gesundheitsthemen wie auch über das Kartenlegen.
Seit 2004 arbeitet er als TV-Experte.

Weitere Informationen unter: *www.vadimtschenze.ch*

Weiterführende Informationen zu
Büchern, Autoren und den Aktivitäten
des Silberschnur Verlages erhalten Sie unter:
www.silberschnur.de

Natürlich können Sie uns auch gerne den
Antwort-Coupon aus dem beiliegenden
Lesezeichenflyer zusenden.

Ihr Interesse wird belohnt!

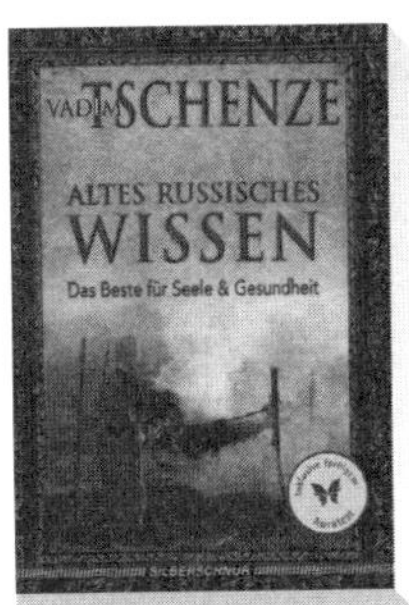

192 Seiten, mit Abb. und farbigem Auratest, broschiert
ISBN 978-3-89845-262-5
€ [D] 15,00

Vadim Tschenze

Altes russisches Wissen

Das Beste für Seele & Gesundheit

Vadim Tschenze weiht uns in das umfassende Wissen seiner russischen Urahnen ein. Über Generationen hinweg wurde es weitergegeben, und so haben sich die Praktiken und Methoden über die Zeit bewährt und verfeinert.
Mit großem Fachwissen behandelt er Themen wie Energiereinigung, Aurastärkung, energetisches Heilen Aberglaube, Magie und Zauberei.
Ein praktisches Buch mit zahlreichen Tipps.

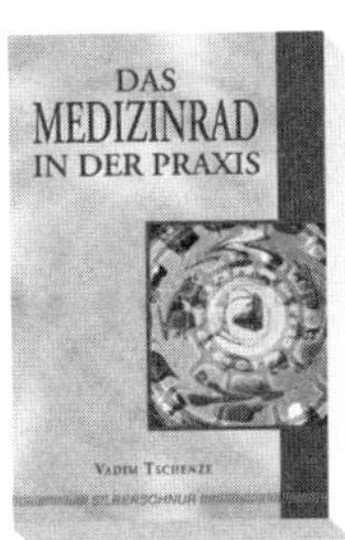

120 Seiten, broschiert
ISBN 978-3-89845-298-4
€ [D] 8,00

Vadim Tschenze

Das Medizinrad in der Praxis

Schamanismus, für viele der Ursprung von Religion und Medizin, ist eine Mischung aus dem Wissen über Geist, Seele, Körper und Natur. Jeder kann die Kraft des schamanischen Medizinrades für sich selbst, seine Mitmenschen und die Natur nutzen. Vadim Tschenze erklärt einfach und praxisnah u.a. den Umgang mit dem Medizinrad. Er erläutert, wie man ein Medizinrad baut und praktisch anwendet.
Ein Übungsbuch zum Medizinrad mit allen Elementen, die man für die erfolgreiche Umsetzung dieser Schamanentechnik braucht.

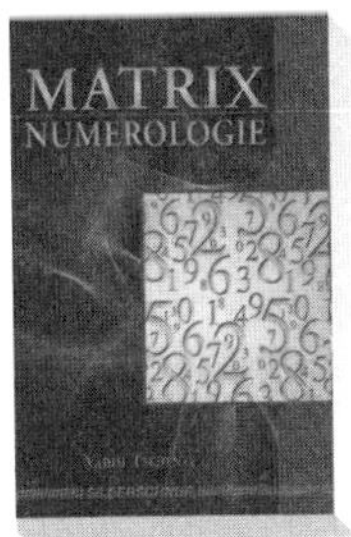

160 Seiten, broschiert
ISBN 978-3-89845-360-8
€ [D] 8,00

Vadim Tschenze

Matrix-Numerologie

Unsere Schwächen und Stärken, unsere Charaktereigenschaften, Anlagen und Ziele, sogar unsere Familienqualitäten – sie alle sind in unserem Geburtsdatum zu finden. Die Matrix-Numerologie bietet Ihnen einen Weg, sich selbst anhand Ihres Geburtsdatums besser kennenzulernen. Sie ermöglicht es Ihnen, Ihre verborgenen Talente und Ihre wichtigsten Qualitäten, die Ihnen mitgegeben wurden, zu erkennen.
Mit dieser Methode erfahren Sie, wer Sie wirklich sind und warum Sie hier sind. Sie erkennen Ihre Wege.

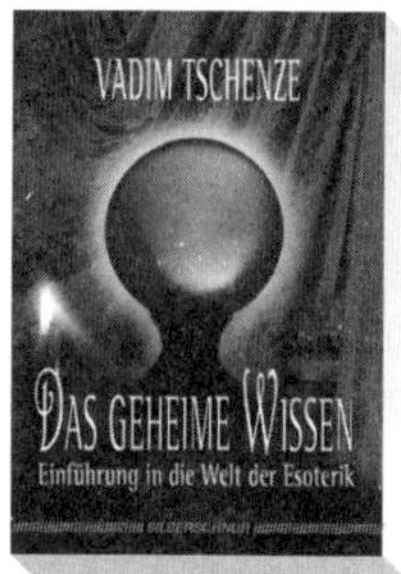

208 Seiten, broschiert
ISBN 978-3-89845-151-2
€ [D] 14,90

Vadim Tschenze

Das geheime Wissen

Einführung in die Welt der Esoterik

Das Buch der Antworten ... Der bekannte TV-Wahrsager Vadim Tschenze offenbart Ihnen in diesem Buch die Geheimnisse der Hellseher der ganzen Welt auf anschauliche und einfache Art und Weise. Erlernen Sie: Besprechen, Geistheilung, Handauflegen, Kerzenschattenlesen, Rauchdeuten, Wasserlesen, Pendeln, Handlesen, Gesichtslesen u.v.m. Denn wer weiß, was morgen passiert, lebt leichter ...

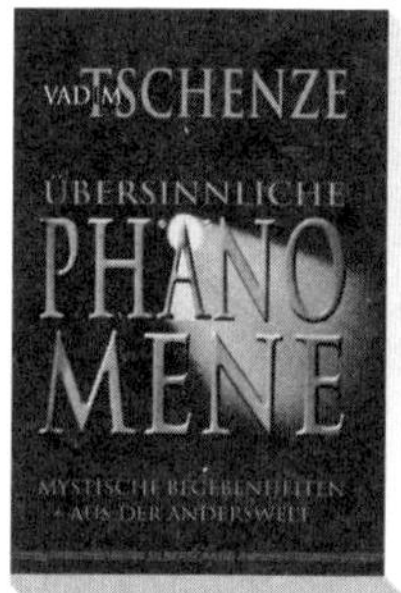

272 Seiten, broschiert
ISBN 978-3-89845-254-0
€ [D] 16,00

Vadim Tschenze

Übersinnliche Phänomene

Mystische Begebenheiten aus der Anderswelt

Fast jeder hat in seinem Leben schon einmal etwas Unheimliches erlebt, wofür es scheinbar keine Erklärung gibt ... In seinem neuesten Buch sammelt Bestsellerautor Vadim Tschenze zahlreiche solcher Erfahrungen, die er selbst erlebt hat oder von denen ihm Kunden in seiner Praxis berichtet haben. Zu jedem Ereignis gibt er auf seine gewohnt pragmatische Art eine aufschlussreiche Erklärung und liefert so Antworten auf viele Fragen, ohne dem Thema jedoch seine geheimnisvolle Faszination zu rauben ...

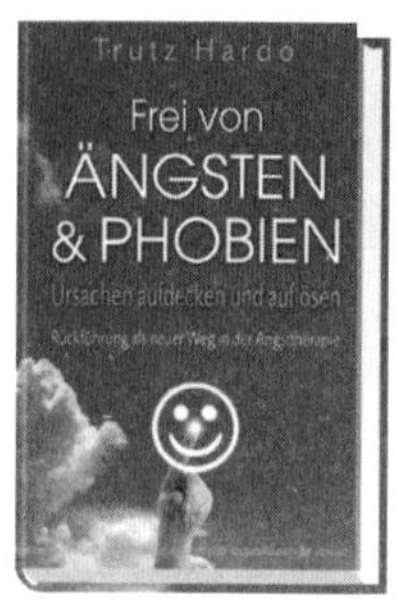

392 Seiten, Flexocover
ISBN 978-3-89845-447-6
€ [D] 19,95

Trutz Hardo

Frei von Ängsten und Phobien

Ursachen aufdecken und auflösen
Rückführung als neuer Weg in der Angsttherapie

Ein neuer, revolutionärer Ansatz zur Angstbefreiung!
Ängste und Phobien, die den Alltag vieler Menschen belasten, zu lösen, versuchen Therapeuten häufig mit nur bedingtem Erfolg.
Der erfahrene Rückführungstherapeut Trutz Hardo deckt die eigentlichen Ursachen der Ängste auf, die meistens in früheren Leben zu finden sind. Mit seiner Methode der Angsttherapie werden die Ängste und Phobien im Kern aufgelöst. Dabei geht er auf nahezu alle bekannten Angststörungen ein und zeigt, dass möglich ist, sich durch das Auflösen der Ursachen schnell und wirkungsvoll von ihnen zu befreien und sich für immer von seinen Ängsten zu verabschieden.

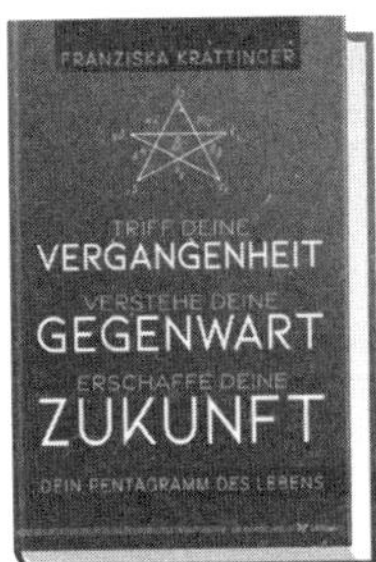

528 Seiten, gebunden
ISBN 978-3-96933-061-6
€ [D] 36,00

Franziska Krattinger

Triff deine Vergangenheit, verstehe deine Gegenwart,erschaffe deine Zukunft

Dein Pentagramm des Lebens

Ist unser Schicksal vorbestimmt oder können wir es beeinflussen? Jede Seele tritt ihr Leben nach einem vorgewählten Programm an, nach welchem sie den Sinn ihres Daseins erkennen und sich von Ängsten und Zwängen befreien kann. Dadurch werden wir die Lösung für unsere Probleme finden, uns selbst befreien und unser Leben neu bestimmen.
Mit der Pentagramm-Analyse werden wir unsere Vergangenheit verstehen, unsere Gegenwart annehmen und unserer Zukunft begegnen.
Befreie deine Gefühle und erkenne deine Stärke, Kraft und Möglichkeiten

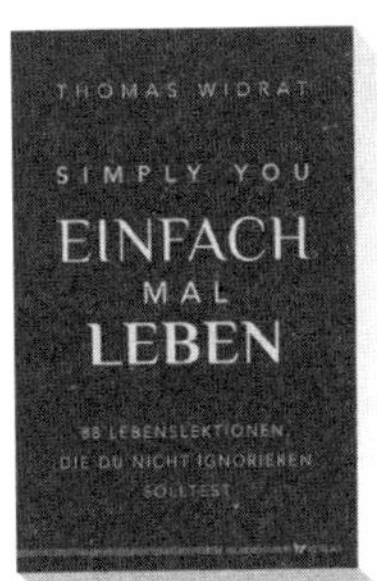

224 Seiten, broschiert
ISBN 978-3-96933-081-4
€ [D] 20,00

Thomas Widrat

Einfach mal leben – Simply you

88 Lebenslektionen, die du nicht ignorieren solltest

Auf der Suche nach einem erfolgreicheren und zufriedeneren Weg im Leben ist es manchmal schwierig, Kurs zu halten. Bei unendlich vielen Möglichkeiten, diese Reise zu gestalten, können getroffene Entscheidungen schnell noch einmal hinterfragt werden.
Mit 88 Lebenslektionen liefert Thomas Widrat Ihnen Anregungen, wie Sie Ihren inneren Kompass neu ausrichten können, und hilft Ihnen, den richtigen Kurs für Ihr Leben zu finden.
So kommen Sie Ihren Zielen und sich selbst jeden Tag etwas näher.

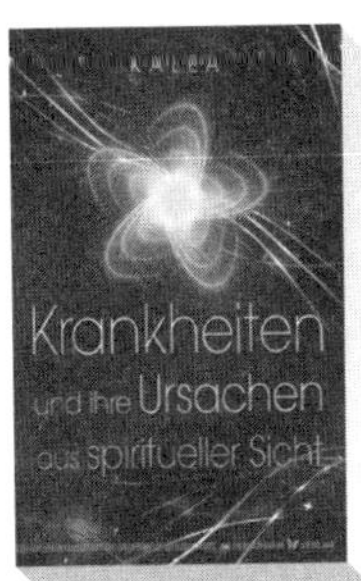

304 Seiten, broschiert
ISBN 978-3-89845-451-3
€ [D] 20,00

Kalea

Krankheiten und ihre Ursachen aus spiritueller Sicht

Hilfe und Heilung aus spiritueller Sicht.
Krankheit ist ein Spiegel der Seele, sie hat ihren Ursprung in uns selbst und zeigt dass etwas in unserem Leben nicht richtig läuft. Die Heilerin Kalea geleitet uns zu einem tiefen Verständnis der Krankheit, indem sie uns vermittelt, was die geistige Welt dazu sagt. Ihre Channelings zu den 80 häufigsten Krankheitsbildern, zu deren Ursachen sowie zu den Heilungsansätzen bieten uns einen einzigartigen Kontakt zu unserer eigenen, heilenden Seele.
Kalea zeigt praktische Lösungsansätze, die wahren Ursachen unserer Krankheit und geleitet uns zur Heilung unserer Seele und unseres Körpers.

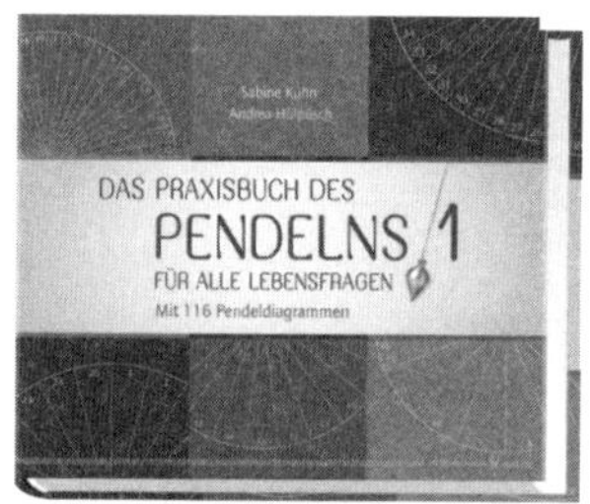

288 Seiten, 2-farbig, Hardcover mit verdeckter Spiralbindung
ISBN 978-3-89845-557-2
€ [D] 36,00

Sabine Kühn & Andrea Hülpüsch

Das Praxisbuch des Pendelns 1

Für alle Lebensfragen. Mit 116 Pendeldiagrammen.

Mithilfe eines Pendels oder Tensors können Sie Ihr Unterbewusstsein jederzeit nach Antworten befragen. Diese umfangreiche Sammlung an Pendeltafeln bietet Lösungshilfen für nahezu jedes Problem, welches Ihnen im Alltag begegnet.
Die beiden versierten Autorinnen erklären einfach und verständlich den richtigen Umgang mit dem Pendel, für welche Fragestellungen es geeignet ist und wie man sie am besten formuliert.

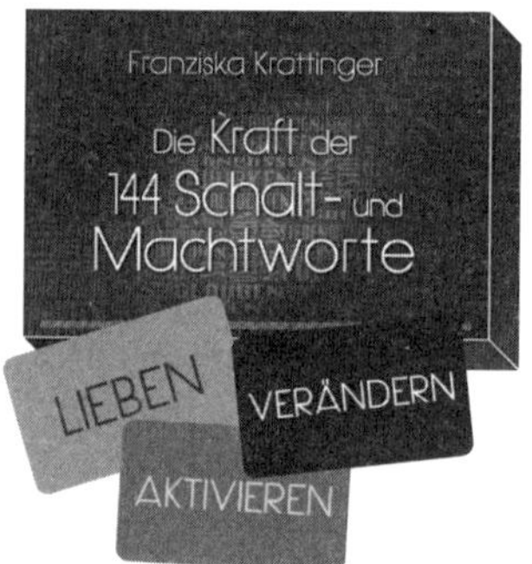

144 Karten mit Kurzanleitung, inkl. Miniposter, in Box
EAN 4260075280-28-8
€ [D] 25,00

Franziska Krattinger

Die Kraft der 144 Schalt- und Machtworte

Es ist schwer, eingefahrene Wege zu verlassen und wirklich etwas in seinem Leben zu verändern.
Die 144 wirkungsvollen Karten mit Schalt- und Machtworten helfen dabei, denn sie erwecken die uns innerwohnende positive Macht zur selbstbestimmten Veränderung von Situationen und Vorhaben. Eines dieser Worte genügt bereits, um einen unterbrochenen energetischen Fluss wieder zum Laufen zu bringen und so alles zum Besten zu lenken!
Schalten auch Sie einfach um – und beobachten Sie die positiven Veränderungen in Ihrem täglichen Leben. Sie haben WIRKLICH die Macht dazu!

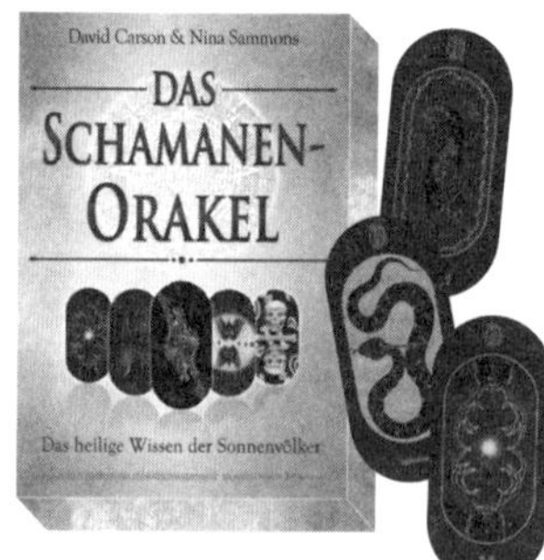

224 Seiten Arbeitsbuch, broschiert, 34 farbige Karten, Cenoten-Tuch, in Box
ISBN 978-3-89845-582-4
€ [D] 25,00

David Carson & Nina Sammons

Das Schamanen-Orakel

Das heilige Wissen der Sonnenvölker

Unsere Welt verändert sich stetig, und schon Metaphysiker vergangener Zeitalter sahen diese turbulenten Zeiten voraus. Das Schamanen-Orakel der Sonnenvölker trägt diese uralten Hinweise zusammen, die uns helfen, den Sprung von Mühseligkeiten und Auseinandersetzungen hin zu unendlichen Möglichkeiten zu schaffen. Es eröffnet uns die geheimnisvolle Welt der Maya, Azteken und Tolteken. Mit dem anschaulichen Orakelbuch ist die Deutung dieser Schlüssel ein Kinderspiel.
Diese Karten sind machtvolle Instrumente und geben Antworten auf alle dringenden Fragen. Nutzen Sie diese Orakel-Karten, um neuen Herausforderungen leichter begegnen zu können.